Yogender Singh
Amit Bhardwaj
Harpreet Singh Grover

Periodontia Interdisciplinar

Yogender Singh
Amit Bhardwaj
Harpreet Singh Grover

Periodontia Interdisciplinar

ScienciaScripts

Imprint

Any brand names and product names mentioned in this book are subject to trademark, brand or patent protection and are trademarks or registered trademarks of their respective holders. The use of brand names, product names, common names, trade names, product descriptions etc. even without a particular marking in this work is in no way to be construed to mean that such names may be regarded as unrestricted in respect of trademark and brand protection legislation and could thus be used by anyone.

Cover image: www.ingimage.com

This book is a translation from the original published under ISBN 978-3-659-55047-8.

Publisher:
Sciencia Scripts
is a trademark of
Dodo Books Indian Ocean Ltd. and OmniScriptum S.R.L publishing group

120 High Road, East Finchley, London, N2 9ED, United Kingdom
Str. Armeneasca 28/1, office 1, Chisinau MD-2012, Republic of Moldova, Europe
Printed at: see last page
ISBN: 978-620-3-55903-3

Copyright © Yogender Singh, Amit Bhardwaj, Harpreet Singh Grover
Copyright © 2024 Dodo Books Indian Ocean Ltd. and OmniScriptum S.R.L publishing group

ÍNDICE

Dedicado a

Os meus professores que me guiaram

A minha família que me encorajou

Capítulo 1

Introdução

A medicina dentária interdisciplinar pode ser descrita como a permeação mútua de várias especialidades dentárias acompanhada pela expansão do âmbito de cada uma[1] . A medicina dentária interdisciplinar é marcada pela aplicação de perspectivas, conceitos e métodos que ultrapassam os limites das especialidades individuais. A medicina dentária interdisciplinar pode ser interpretada num sentido muito restrito como a fusão real de especialidades, ou num sentido mais amplo como um fenómeno multidisciplinar em que especialidades independentes trabalham em conjunto para resolver um problema, cada uma a partir do seu próprio ponto de vista concetual .[1]

A saúde periodontal é o pré-requisito "*sine qua non*" de uma medicina dentária abrangente e bem sucedida[2] . O periodonto normal fornece o suporte necessário para manter os dentes em função. É constituído por quatro componentes principais: Gengiva, ligamento periodontal, cimento e osso alveolar. Essencialmente, estes componentes estruturais têm de estar em excelente estado de saúde para que o suporte periodontal seja bem sucedido.

A inter-relação pulpo-periodontal é única e pode ser considerada como um sistema único e contínuo ou como uma unidade biológica na qual existem muitas vias de comunicação. A inter-relação destas estruturas influencia-se mutuamente durante a saúde, a função e a doença. Podem ser afectadas individualmente ou combinadas; quando ambos os sistemas estão envolvidos, são chamadas verdadeiras lesões endo-perio. Os problemas periodontais endodônticos são responsáveis por mais de 50% da mortalidade dentária atual[3.] A relação entre o periodonto e a polpa foi descoberta pela primeira vez por Simring e Goldberg em 1964[4] . Desde então, o termo "lesão perio-endo" tem sido usado para descrever lesões devidas a produtos inflamatórios encontrados em graus variados nos tecidos do periodonto e da polpa.

A terapia periodontal entrou numa nova era devido à inovação na movimentação dentária dos adultos. Cada intervenção ortodôntica tem uma dimensão periodontal. A biomecânica ortodôntica e o planeamento do tratamento são basicamente determinados por factores periodontais, tais como o comprimento e a forma da raiz, a largura e a altura do osso alveolar e a estrutura da gengiva. Apinhamentos severos que estrangulam os espaços de embrasamento e molares inclinados podem ser resolvidos com tratamento ortodôntico. Para além disso, situações cirúrgicas muito difíceis podem ser minimizadas ou eliminadas através de uma abordagem multidisciplinar que combine a terapia periodontal e ortodôntica. Mais recentemente, a Ortodontia tem sido utilizada como coadjuvante da Periodontia para aumentar o suporte do tecido conjuntivo e a altura do osso alveolar .[5]

Existe uma relação íntima e inseparável entre a saúde periodontal e a restauração dos dentes. Para que a restauração sobreviva a longo prazo, o periodonto deve permanecer saudável, as restaurações devem ser geridas de forma crítica em várias áreas para que estejam em harmonia com os tecidos periodontais circundantes. As restaurações, quando construídas incorretamente, podem tornar-se um fator etiológico da doença periodontal. O contacto adequado, o contorno, a oclusão, a adaptação marginal e o acabamento da superfície são tão importantes para a Periodontia como para a Medicina Dentária Restauradora. Como o periodonto e a restauração dos dentes são íntimos e inseparáveis, a saúde periodontal é fundamental tanto para a preservação da dentição natural como para o sucesso de qualquer procedimento restaurador.

A dimensão do espaço que o tecido gengival saudável ocupa acima do osso alveolar é identificada como largura biológica. O clínico deve compreender o papel da largura biológica na preservação dos tecidos gengivais saudáveis e no controlo da forma gengival em torno das restaurações[2] . Por conseguinte, sempre que possível, a restauração deve ser escolhida pela sua vantagem estética e também pela sua saúde periodontal. Tradicionalmente, a utilização de margens equigengivais não era desejável, uma vez que retêm mais placa bacteriana do que as margens supragengivais e subgengivais e, por conseguinte, resultam numa maior gengivite marginal. Assim, esta informação deve ser aplicada durante o posicionamento das margens das restaurações, especialmente na zona estética.

A cirurgia oral ocupa-se do diagnóstico e do tratamento de doenças orais das estruturas dos maxilares e da boca que requerem intervenções cirúrgicas. Durante a realização de procedimentos cirúrgicos na região maxilofacial, o cirurgião é suscetível de lesionar as estruturas de suporte dos dentes, como a gengiva, o periodonto e o osso alveolar, o que conduz à retenção de placa, gengivite, formação de bolsas e perda de osso alveolar. A relação entre a cirurgia perio-oral envolve principalmente a lesão inadvertida do periodonto durante os procedimentos cirúrgicos orais e a propagação da infeção durante os procedimentos cirúrgicos, pelo que a relação entre a cirurgia perio-oral se torna muito importante para um resultado de tratamento bem sucedido.

Um periodonto saudável é um pré-requisito importante para uma dentição sem entraves e para uma saúde oral a longo prazo. Em indivíduos fissurados, especialmente naqueles com fissura de lábio, alvéolo e palato (FLAP), a manutenção da higiene oral é uma tarefa difícil para os pacientes devido à comunicação oro-nasal patente. O apinhamento dentário em pacientes com fissura é um achado comum, especialmente naqueles com FLAP e naqueles com fenda palatina (FP). No caso de malposições dentárias múltiplas, deficiência transversal, deficiência no comprimento do arco e mordida cruzada primária, o trauma periodontal aumenta e é prejudicial à saúde periodontal. De acordo com a literatura, foi encontrada uma situação periodontal crítica em pacientes com FLAP. Por isso, é muito importante manter o estado periodontal dos pacientes com fissura labial (FL); aqueles com fissura palatina; e aqueles com fissura labial, alvéolo e palato .[6]

Esta dissertação discute a importância da abordagem interdisciplinar no planeamento do tratamento, de modo a preservar o ambiente biológico, mantendo ou restaurando a estética, o conforto e a função. A verdadeira arte da medicina dentária consiste em coordenar e interligar estas perspectivas e proporcionar a melhor qualidade de cuidados ao paciente.

Capítulo 2

Perspetiva histórica

Kotter[7] em (1999) descreveu a interdisciplinaridade como uma permeação mútua de várias especialidades acompanhada pela expansão do âmbito de cada uma delas. De acordo com a Academia Nacional de Ciências, a Academia Nacional de Engenharia e o Instituto de Medicina: A investigação interdisciplinar (IDR) é um modo de investigação por equipas ou indivíduos que integra informações, dados, técnicas, ferramentas, perspectivas, conceitos e/ou teorias de duas ou mais disciplinas ou corpos de conhecimento especializado para fazer avançar a compreensão fundamental ou resolver problemas cujas soluções estão para além do âmbito de uma única disciplina ou área de prática de investigação.[8] A interdisciplinaridade é cada vez mais exigida na medicina e na medicina dentária. A interdisciplinaridade na medicina dentária inclui um grupo de especialidades estreitamente relacionadas, como a prótese, a dentisteria de restauração, a ortodontia, a endodontia, a periodontologia, a cirurgia oral, a implantologia e o especialista em perturbações funcionais craniomandibulares. É a componente fixa do ensino, bem como a perceção que se tem da medicina dentária moderna: a prótese sem endodontia ou sem periodontologia já não pode ser considerada como o estado da arte atual.[1]

A relação entre a doença periodontal e a doença pulpar foi descrita pela primeira vez por Simring e Goldberg em 1964.[4] A Classificação das Lesões Perio-Endo é dada por Simon, Glick e Frank em 1972.[4] Outra classificação das lesões endo-perio foi dada por Louis Grossman em 1991.[9] Uma classificação clínica melhor foi fornecida por Torabinejad e Trope[10] em 1996. von Arx e Cochran[3] em 2001 propuseram uma classificação de tratamento clínico de lesões de furca perio-endo com base no papel da aplicação da membrana na cirurgia endodôntica. Singh[3], em 2011, classificou as lesões endo-perio com base na patogénese e acrescentou o termo iatrogénico.

Os estudos sobre a inter-relação entre ortodontia e periodontia remontam a 1973, quando o efeito da terapia ortodôntica sobre os tipos de defeitos periodontais foi estudado por Brown.[11] Buckley[12] (1981) descobriu que a irregularidade individual dos dentes tinha uma correlação baixa, mas significativa, com a placa bacteriana e a inflamação gengival. Berglundh et al. (1991)[11] estabeleceram que a correção do apinhamento pode eliminar qualquer interferência oclusal prejudicial que possa acelerar o colapso periodontal. Os estudos de Joss-Vassali (2010) e Aziz (2011)[11] atribuem a outros factores, para além do tratamento ortodôntico, a causa da diminuição da saúde periodontal após o tratamento ortodôntico.

A medicina dentária periodontal e a medicina dentária de restauração são facetas mutuamente importantes da medicina dentária clínica. O conceito de tratamento perio-protético foi introduzido na Suécia na década de 1970.[13] Historicamente, Gargiulo e colegas[14,15] (1961) descreveram a dimensão da junção dentogengival, ou seja, a largura biológica, como os tecidos que constituem as estruturas acima da crista óssea, terminando com a margem gengival livre. Promulgaram uma regra de ouro para o clínico seguir: os tecidos acima da crista alveolar preenchem um espaço composto por fibras gengivais, tecido conjuntivo e epitélio juncional que mede aproximadamente 2 mm. Considerando que este valor é aplicável à maioria dos casos clínicos; as observações que sugeriram esta regra foram derivadas do estudo de espécimes de cadáveres. Maynard e Wilson[16] (1979) mostraram que uma resposta inflamatória resulta em reabsorção óssea alveolar. Além disso, esta circunstância cria um círculo vicioso que leva a um aumento da profundidade das bolsas, a uma maior perda de suporte periodontal, a uma exacerbação da acumulação de bactérias subgengivais, a um aumento da inflamação crónica e a uma maior degradação periodontal localizada.

Mais recentemente, Vacek e colegas[17] (1994) investigaram as dimensões da junção dentogengival em espécimes de cadáveres humanos. Registaram o valor médio de 0,77 mm para a ligação do tecido conjuntivo e 1,14 mm para a ligação epitelial. Becker e Kaldahl (2005)[18] referiram que os contornos da coroa, juntamente com a colocação da margem e o desenho do pôntico, afectam a saúde periodontal. Spear e Cooney (2006)[16] descrevem bem a relação íntima destas facetas, afirmando que, "para que as restaurações sobrevivam a longo prazo, o periodonto tem de permanecer saudável. Para que o periodonto se mantenha saudável, as restaurações têm de ser geridas de forma crítica para que estejam em harmonia com os tecidos periodontais circundantes".

Capítulo 3

Inter-relação Periodontal-Endodôntica

Introdução

O efeito da doença periodontal na polpa foi descrito pela primeira vez por Turner & Drew em 1919.[19] Simring e Goldberg[4] (1964) descreveram pela primeira vez a relação entre doença periodontal e endodôntica. Desde então, o termo "Continuum Periodontal-Endodôntico" tem sido usado para descrever lesões devidas a produtos inflamatórios encontrados em graus variáveis tanto no periodonto como no tecido pulpar[3] . A polpa e o periodonto têm inter-relações anatómicas, funcionais e embrioiónicas. A inter-relação pulpo-periodontal é única e pode ser considerada como um único sistema contínuo ou como uma unidade biológica na qual existem muitas vias de comunicação. A inter-relação destas estruturas influencia-se mutuamente durante a saúde, a função e a doença. Podem ser afectadas individualmente ou combinadas; quando ambos os sistemas estão envolvidos, são chamadas verdadeiras lesões perio-endo. Os problemas endodônticos e periodontais são responsáveis por mais de 50% da mortalidade dentária atual. Apresentam desafios para o clínico no que diz respeito ao diagnóstico e prognóstico dos dentes envolvidos .[3]

Vias de comunicação entre a polpa e o periodonto[9]

1. Classificados em 3 categorias:

- Desenvolvimento

- Patológico

- Iatrogénico

A extensão da infeção e da inflamação da polpa para o periodonto ou vice-versa pode ocorrer através de qualquer uma destas vias de comunicação (**Figura 1 e Figura 2**).

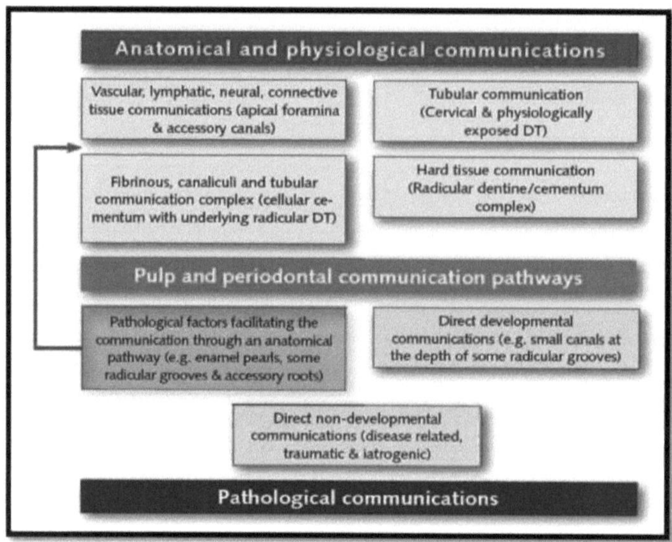

Figura 1 Vias de comunicação pulpar e periodontal .[19]

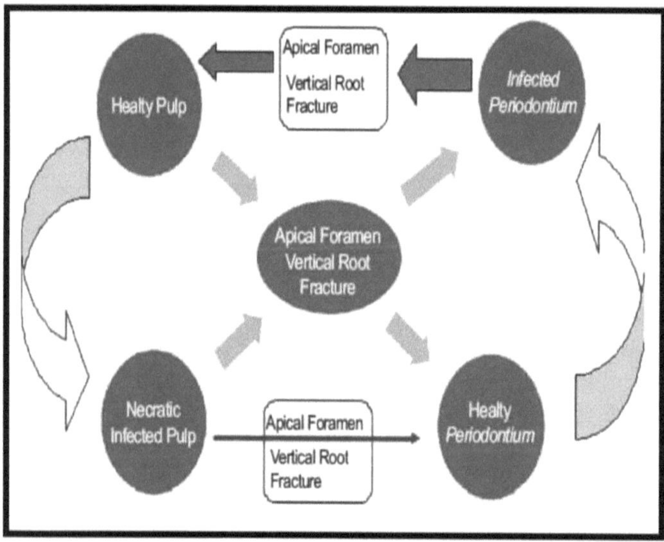

Figura 2 Vias de comunicação entre os tecidos endodônticos e periodontais .[9]

I. Origem do desenvolvimento

a. Forame apical

b. Canais acessórios e canais laterais.

c. Ausência congénita de cemento expondo os túbulos dentinários na região cervical dos dentes.

d. Permeabilidade do cemento

e. Sulcos de desenvolvimento

f. Projeção do esmalte e pérolas de esmalte na zona cervical.

II. Origem patológica

a. Espaços vazios na raiz criados pela destruição das fibras de sharpey.

b. Fibras verticais.

c. Reabsorção idiopática - interna e externa.

d. Perda de cemento devido a irritantes externos.

III. Origem iatrogénica.

a. Exposição dos túbulos dentinários após o planeamento radicular.

b. Perfuração lateral acidental durante procedimento endodôntico.

c. Fratura da raiz devido a procedimento endodôntico.

Canais e forames laterais e acessórios[21]

Os canais e forames laterais e acessórios estão presentes em grande número nos dentes humanos, especialmente nas regiões de bifurcação e trifurcação dos molares. Alguns pesquisadores encontraram canais acessórios nas furcações dos molares em 20% a 60% dos dentes permanentes e em 23% dos molares decíduos examinados. Num estudo com 1.140 dentes humanos adultos extraídos, foram encontrados canais laterais em 27% dos dentes, distribuídos em vários níveis da raiz. Os canais laterais eram preenchidos por capilares, células pulpares, substância moída e fibras de tecido conjuntivo que eram contínuas com o tecido pulpar. Em muitos casos, a largura dos forames acessórios ou canais laterais era extremamente pequena, permitindo a presença apenas de vasos de pequeno calibre e seu estroma de suporte. Em outro relato, 2% dos 100 dentes estudados apresentavam canais acessórios localizados dentro de uma bolsa periodontal e 23% apresentavam 1 ou 2 canais acessórios. Assim, há ampla evidência que indica que a infeção da polpa pode potencialmente se comunicar com o periodonto em outros locais que não o ápice do dente.

Forame apical e outras comunicações[21]

Quando os granulomas apicais de polpas necróticas são extensos, o tecido granulomatoso pode estar presente ao longo das faces laterais das raízes, o que pode causar extensa reabsorção da crista alveolar. Outras comunicações entre o periodonto e a polpa podem incluir os túbulos dentinários e a drenagem vásculo-linfática comum. Embora a comunicação entre a polpa e o periodonto se possa centrar na via vascular, existem muitas outras vias possíveis. As seguintes entidades ou vias anatómicas também foram mencionadas na literatura como possíveis causas de lesões endodônticas de origem periodontal.

- Ranhuras linguais

*   Fracturas da raiz/dente

*   Cemental - agenesia/hipoplasia,

*   Anomalias de raiz,

*   Cristas de bifurcação intermédias

*   Comunicações fibrinosas

*   Reabsorção radicular induzida por trauma.

2. Em termos gerais, podem ser divididos em :[10]

*   **Percurso anatómico**

*   **Via não fisiológica**

Vias anatómicas

As principais conexões entre os tecidos periodontais e pulpares são os forames apicais. Para além destas vias principais de comunicação, existe uma multiplicidade de ramificações que ligam o sistema principal de canais radiculares ao ligamento periodontal. Para além dos forames apicais e dos canais acessórios, existe uma terceira via possível para as bactérias e os seus produtos, os túbulos dentinários **(Figura 3).**

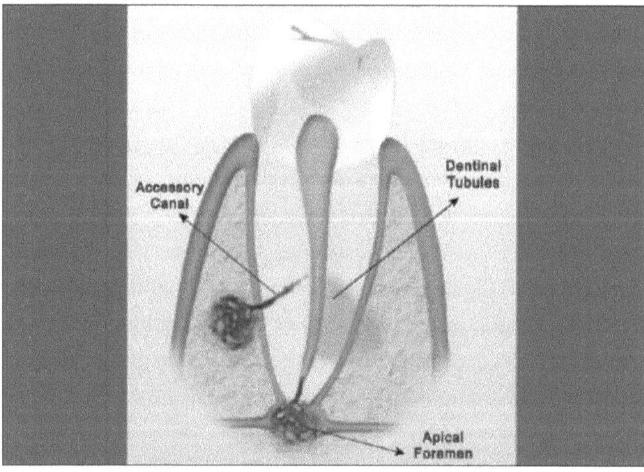

Figura 3 As possíveis vias de entrada de bactérias e dos seus produtos .[21]

Vias não fisiológicas

Perfurações iatrogénicas do canal radicular : São complicações graves durante o tratamento dentário e têm um prognóstico bastante mau. As perfurações podem ser produzidas por instrumentos rotativos eléctricos durante a tentativa de obter acesso à polpa ou durante a preparação para um pino. A manipulação incorrecta dos instrumentos endodônticos também pode levar a uma perfuração da raiz.

Fracturas radiculares verticais: O segundo grupo de vias artificiais entre os tecidos periodontais e pulpares são as fracturas radiculares verticais. As fracturas radiculares verticais são causadas por trauma e têm sido relatadas como ocorrendo tanto em dentes vitais como em dentes não vitais. Nos dentes vitais, as fracturas verticais podem ser continuações de fracturas coronais na "síndrome do dente rachado", ou podem ocorrer apenas nas superfícies radiculares.

Etiopatogénese das lesões endo-perio

Efeitos da doença pulpar no periodonto

Enquanto a polpa permanecer vital, é pouco provável que ocorram alterações significativas no periodonto. A necrose da polpa pode resultar em reabsorção óssea. A lesão resultante pode ser uma lesão apical aguda ou uma lesão peri-radicular crónica associada a um canal lateral ou acessório. A lesão periapical pode permanecer pequena ou expandir-se o suficiente para destruir uma quantidade substancial de dente e comunicar com a lesão da periodontite[9] **(Figura 4).**

Classificação das lesões peri-radiculares:

- Periodontite apical aguda

- Periodontite apical crónica

- Osteíte de condensação

- Abcesso apical agudo

- Abcesso apical crónico

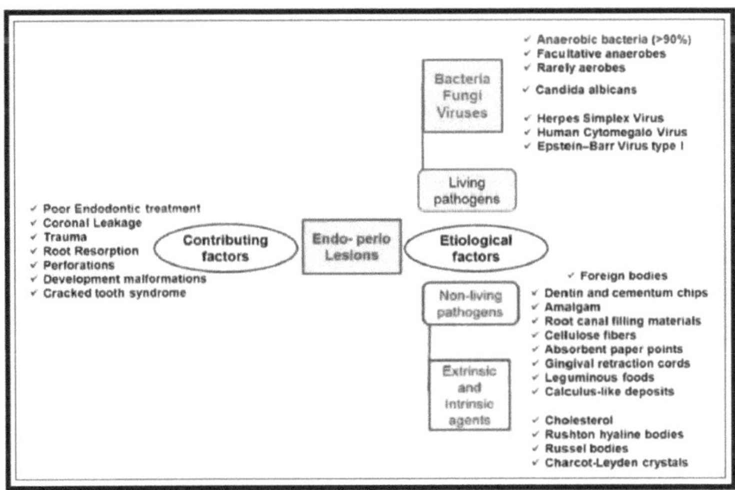

Figura 4 Factores etiológicos e contributivos nas lesões endo-perio[3.]

Histopatologia da lesão inflamatória periapical:

1. Tecido de granulação altamente vascular infiltrado por células inflamatórias

2. Podem ser observados neutrófilos perto do forame apical

3. Os macrófagos, as células plasmáticas, os linfócitos e os fibroblastos estão aumentados na periferia da lesão.

Manifestações de lesões endodônticas no periodonto marginal de canais laterais:

Os processos inflamatórios no periodonto que ocorrem como resultado da infeção do canal radicular podem não estar localizados apenas no ápice, mas também podem aparecer ao longo dos aspectos laterais da raiz e nas áreas de furca dos dentes multirradiculares. Nesses casos, o processo inflamatório pode ser induzido e mantido por produtos bacterianos que chegam ao periodonto através do canal lateral.

Se existir uma lesão periodontal, as duas lesões de tecidos moles podem fundir-se e aparecer radiograficamente como uma única lesão. E, clinicamente, pode ser possível passar uma sonda através de ambas as lesões. Do ponto de vista terapêutico, é importante compreender que a parte coronal é direcionada para uma infeção no periodonto marginal e a parte apical para uma infeção proveniente do sistema de canais radiculares. Os canais laterais normalmente abrigam tecido conjuntivo e vasos que conectam o sistema circulatório da polpa com o do ligamento periodontal. Essas anastomoses são formadas durante as fases iniciais do desenvolvimento do dente. Durante a conclusão da formação da raiz, várias anastomoses ficam bloqueadas e reduzidas em largura pela deposição contínua de dentina e cemento radicular. Isso pode explicar por que as lesões endodônticas raramente são vistas em áreas de furca na dentição adulta. Os canais laterais podem ser observados em todos os grupos de dentes. A maioria é encontrada na porção apical da raiz. Radiograficamente, raramente é possível identificar os canais laterais, a menos que eles tenham sido preenchidos com um material de preenchimento radicular contrastante. Uma radiolucência lateral associada a um dente com uma polpa necrótica e infetada pode indicar a presença de um canal lateral. O significado clínico dos canais laterais na disseminação de elementos infecciosos de uma polpa necrótica para o periodonto não está bem estabelecido. É concebível que quanto mais largo for o canal lateral, maior será a disseminação de elementos infecciosos da polpa necrosada para o periodonto.

probabilidade de desenvolvimento de uma lesão justa-radicular. Mesmo que haja passagem de bactérias e dos seus componentes, uma camada exterior intacta de cemento actua evidentemente como uma barreira eficaz contra essa penetração.

Efeito da periodontite na polpa dentária

Embora os efeitos da doença pulpar no periodonto estejam bem documentados, uma relação clara entre a periodontite e o envolvimento pulpar é menos evidente. Pode postular-se que os produtos inflamatórios da periodontite podem ter acesso à polpa através de.

a. Canais acessórios

b. Forame apical c. Túbulos dentinários.

Neste processo, o inverso dos efeitos de uma polpa necrótica sobre o ligamento periodontal, tem sido referido como pulpite retrógrada. Embora tenham sido registadas alterações inflamatórias adjacentes a canais acessórios expostos pela periodontite, esta raramente produz alterações significativas na polpa dentária. Foi sugerido que a presença de uma camada intacta de cemento pode proteger a polpa dos elementos nocivos da placa bacteriana. A degradação grave da polpa aparentemente não ocorre até que a periodontite tenha atingido um estado terminal, ou seja, quando a placa bacteriana envolveu o forame apical. (A polpa tem uma boa capacidade de defesa, desde que o fornecimento de sangue seja mantido).

Influência da doença periodontal no estado da polpa dentária

A formação de placa bacteriana nas superfícies radiculares após a doença periodontal tem o potencial de induzir alterações patológicas na polpa ao longo das mesmas vias que uma infeção endodôntica pode afetar o periodonto na direção oposta. Alterações inflamatórias, bem como necrose localizada do tecido pulpar, têm sido observadas adjacentes aos canais laterais em dentes expostos pela doença periodontal. Tem sido relatado que as polpas de dentes com doença periodontal de longa duração desenvolvem fibrose e várias formas de mineralização. A camada de cemento intacta é importante para a proteção da polpa contra os elementos nocivos produzidos pela microbiota da placa bacteriana. Aparentemente, desde que o suprimento sanguíneo através do forame apical permaneça intacto, a polpa é capaz de resistir aos elementos nocivos libertados pela doença periodontal.

Lesões combinadas (periodontais-endodônticas)

A lesão combinada resulta do desenvolvimento e extensão de uma lesão endodôntica para uma lesão periodontal existente (bolsa). Essas lesões podem apresentar caraterísticas de ambas as doenças. Esta lesão pode complicar o diagnóstico e a sequência do tratamento. É necessária uma história clínica e um exame radiográfico cuidadosos. Normalmente, uma lesão periapical em desenvolvimento estende-se coronalmente para se ligar à bolsa pré-existente. Em raras ocasiões, uma lesão periodontal em desenvolvimento, associada a um sulco de desenvolvimento, pode estender-se apicalmente para se ligar a uma lesão endodôntica apical ou lateral. Se a periodontite progride para envolver um canal lateral ou o ápice do dente, então a infeção pulpar secundária que é induzida é referida como pulpite retrógrada.

Classificação das lesões endodôntico-periodontais

1. **Classificação de Simon[9] (1972):** Baseada no diagnóstico etiológico, prognóstico e tratamento. Simon classificou as lesões endodôntico-periodontais em 5 grupos **(Figura 5).** 1. Endodôntica primária

2. Endodontia primária com envolvimento periodontal secundário.

3. Envolvimento periodontal primário

4. Periodontal primário com envolvimento endodôntico secundário

5. Lesões combinadas verdadeiras.

II. Franklin. S. Weine[9] (1972):

Com base na etiologia e no tratamento necessário.

Classe I: Dente que clínica e radiograficamente simula um envolvimento periodontal, mas que se deve verdadeiramente a uma inflamação e/ou necrose pulpar.

Classe II: Dente sem doença pulpar e periodontal concomitantemente

Classe III: Dente que não tem problemas pulpares, mas que necessita de terapia endodôntica com amputação da raiz para alcançar a cicatrização periodontal.

Classe IV: Dente que clínica e radiograficamente simula doença pulpar ou periapical, mas que de facto tem doença periodontal.

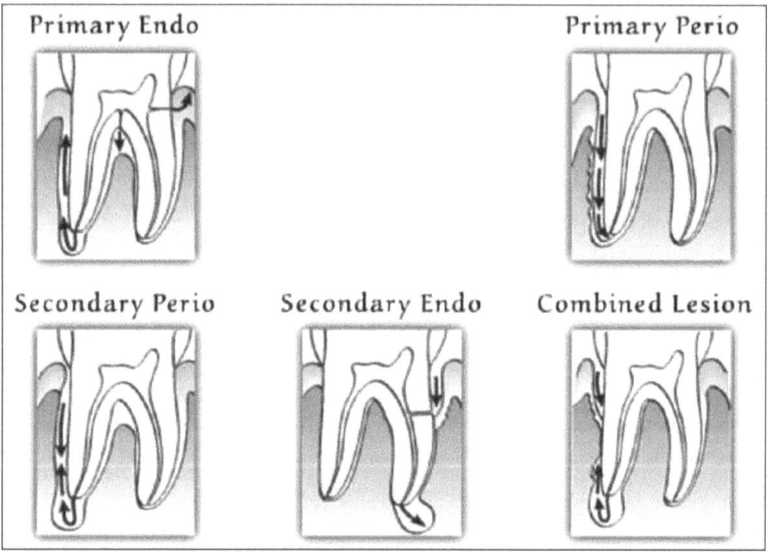

Figura 5 Classificação de Simon para lesões periodontais-endodônticas[21] . (1972)

III. Louis I Grossman[9] (1991)

Classificou as lesões pulpo-periodontais com base na terapia em 3 grupos,

1. Dentes que necessitam apenas de terapia endodôntica.

2. Dentes que necessitam apenas de terapia periodontal.

3. Dentes que necessitam de tratamento endodôntico e periodontal.

IV. Torabinejad e Trope[10] (1996)

Com base na origem da bolsa periodontal

- Origem endodôntica

- Origem periodontal

- Lesões endo-perio combinadas

- Separar as lesões endodônticas e periodontais

- Lesões de comunicação

- Lesões sem comunicação

IV . von Arx e Cochran[23] (2001)

Classificação da aplicação de membranas na cirurgia endodôntica

Classe I: Defeito ósseo periapical sem lesão marginal

Ia Córtex lingual/palatino não erodido

Ib Córtex lingual/palatino erodido (com uma abordagem cirúrgica bucal, isto resultará num defeito ósseo transósseo ou transversal)

Classe II: Lesão periapical (com ou sem erosão lingual) e lesão marginal concomitante

IIa Ausência de comunicação entre as lesões separadas

IIb As duas lesões estão fundidas, comunicando uma lesão apico-marginal ou endodôntico-periodontal

Classe III: Lesão lateral ou furcinal (com ou sem lesão marginal)

IIIa Sem comunicação com a crista alveolar/periodonto marginal

IIIb Comunicação com a crista alveolar/periodonto marginal

V   Rotstein & Simon[24] (2006)

Esta classificação baseia-se nas vias teóricas que explicam a formação destas lesões radiográficas.

1. Doenças endodônticas primárias.

2. Doenças periodontais primárias.

3. Doenças combinadas. As doenças combinadas incluem:

- Doença endodôntica primária com envolvimento periodontal secundário

- Doença periodontal primária com envolvimento endodôntico secundário.

- Verdadeiras doenças combinadas.

VI. Preetinder Singh[25] (2011)

Existem quatro tipos de lesões perio-endo e são classificadas de acordo com a sua patogénese.

1. Lesões endodônticas: processo inflamatório nos tecidos periodontais resultante de agentes nocivos presentes no sistema de canais radiculares do dente.

2.   Lesões periodontais: processo inflamatório nos tecidos pulpares resultante da acumulação de placa dentária nas superfícies externas das raízes.

3.   Lesões verdadeiramente combinadas: uma lesão endodôntica e uma lesão periodontal que se desenvolvem independentemente e progridem simultaneamente, que se encontram e se fundem num ponto ao longo da superfície radicular.

4.   Lesões iatrogénicas: geralmente lesões endodônticas produzidas como resultado de modalidades de tratamento.

Diagnóstico

A nomenclatura distingue entre lesões causadas por agentes patogénicos periodontais, como as observadas na periodontite crónica, e lesões dos tecidos periodontais apicais associadas à patologia endodôntica. Quando a localização é distinta e a lesão é discreta, as duas são fáceis de diferenciar. Quando afectam simultaneamente as zonas marginal e apical do periodonto, a sua verdadeira causa pode ser determinada através do diagnóstico diferencial[3] . Se um paciente tiver sido monitorizado durante um período de tempo, o diagnóstico da doença endodôntica primária e da doença periodontal primária pode ser feito facilmente; uma vez que as lesões progridem para o seu estágio final, elas geralmente têm aparência clínica e radiográfica semelhante e o diagnóstico diferencial torna-se mais desafiador **(Tabela 1)**. Por exemplo, as caraterísticas clínicas e radiográficas são semelhantes tanto numa lesão periapical em crescimento com envolvimento secundário dos tecidos periodontais como numa lesão periodontal de longa duração que progrediu para o ápice. É mais fácil determinar a origem da lesão quando o teste de vitalidade da polpa é positivo, pois isso exclui uma etiologia endodôntica. No entanto, os testes pulpares podem nem sempre ser fiáveis. Esta consideração é particularmente relevante quando os desafios ao estado pulpar surgem de doenças periodontais, como a necrose parcial de uma polpa num dente multirradicular devido a lesões periodontais de longa duração. Se a necrose pulpar estiver associada a um envolvimento inflamatório do tecido periodontal, apresenta um problema de diagnóstico maior. Nesta situação, a localização destas lesões pulpares é mais frequentemente no ápice do dente, mas também podem ocorrer em qualquer local onde os canais laterais e furcais saem para o periodonto. Por conseguinte, um diagnóstico preciso pode ser efectuado através de uma anamnese cuidadosa, de um exame minucioso dos tecidos duros e moles orais, da utilização de procedimentos de teste pulpar e da sondagem periodontal .[3]

	Pul pal	Periodontal
Apresentação clínica		
Causa	Infeção da polpa	Infeção periodontal
Vitalidade	Não vital	Vital
Restauração	Profundo ou extenso	Não relacionado
Placa / cálculo	Não relacionado	Causa primária
Inflamação	Aguda	Crónica

Bolsos	Único, estreito	Múltiplos, largos na coroa
Valor do pH	Frequentemente ácido	Normalmente alcalino
Trauma	Primário ou secundário	Fator contribuinte
Microbiano	Poucos	Complexo
Radiográfico		
Padrão	Localizado	Generalizado
Microbiano	Poucos	Complexo
Radiográfico		
Padrão	Localizado	Generalizado
Perda óssea	Mais largo apicalmente	Mais largo a nível coronal
Periapical	Radiolucente	Não frequentemente relacionados
Perda óssea vertical	Não	Sim
Histopatologia		
Epitélio juncional	Sem migração apical	Migração apical
Tecidos de granulação	Apical (mínimo)	Coronal (Maior)
Gengival	Normal	Alguma recessão
Terapia		
Tratamento	Terapia do canal radicular	Tratamento periodontal

Tabela 1 Diagnóstico Diferencial entre Doença Pulpar e Periodontal

Procedimentos de diagnóstico utilizados para identificar lesões perio-endo .[22]

1. exame visual

Tecidos moles

Inflamação

Ulcerações

Tractos sinusais

Dentes

Cáries

Restaurações defeituosas

Abrasões

Fendas

Fracturas

Descolorações

2. palpação

Anomalias perirradiculares

Não consegue distinguir entre lesão endodôntica e periodontal

Comparar com dentes de controlo

3. percussão

Inflamação perirradicular

Comparar com dentes de controlo

4.Mobilidade

Perda do suporte periodontal

Raízes fracturadas

Trauma recente

Abcesso perirradicular

5. radiografias

Reabsorção óssea perirradicular de origem endodôntica - não eficaz

Perda óssea devido a doença periodontal - eficaz

6   Teste de vitalidade da polpa

(Teste de frio, teste elétrico, testes de fluxo sanguíneo, teste de cavidade)

Resposta anormal - Alterações degenerativas

Sem resposta - Necrose da polpa

Resposta transitória moderada - Polpa vital normal

Reação dolorosa rápida - Pulpite reversível

Resposta dolorosa persistente - Pulpite irreversível

7   Sondagem de bolso

Profundidade de sondagem

Nível de ligação clínica

Rastreio do seio

8   Rastreio de fístulas

Material radio-opaco semirrígido (guta percha)

9   Teste do dente rachado

Transiluminação

Cunha

Coloração

Tratamento e Prognóstico de Lesões Endodônticas-Periodontais

O tratamento, a tomada de decisões **(Fluxograma 1)** e o prognóstico dependem principalmente do diagnóstico da doença endodôntica e/ou periodontal específica. Os principais factores a considerar são a vitalidade pulpar e o tipo e extensão do defeito periodontal[3] . Os objectivos importantes do tratamento de um dente que tem tanto desordens periodontais como pulpares são a eliminação da causa da doença existente, o restabelecimento da função do dente com a máxima eficiência e a criação de uma aparência estética. O tratamento das lesões endo-perio pode ser um tratamento de emergência e um tratamento local. A emergência inclui o controlo da dor e da infeção.[26]

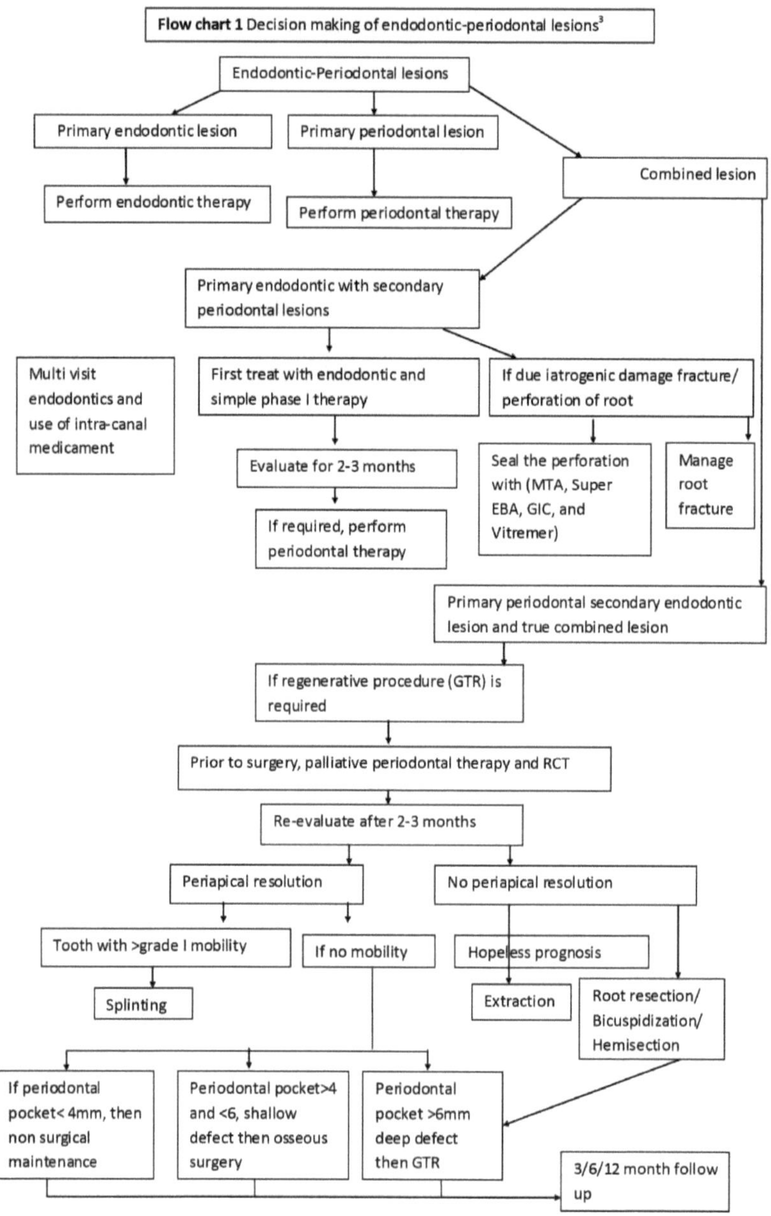

Em caso de pulpite aguda com dor intensa, é aconselhado o tratamento de emergência como a pulpectomia e, se a dor for ligeira devido a origem periodontal, são preferidos os analgésicos. O controlo da infeção é conseguido principalmente através da utilização de antibióticos como a penicilina e a eritromicina para a origem endodôntica e de agentes quimioterapêuticos para o tratamento de lesões de origem periodontal.[26]

As tetraciclinas são eficazes contra *A. actinomycetem comitans* e o metronidazol (750 - 1000 mg / dia / 2 semanas) é eficaz contra anaeróbios, porphyromonas gingivalis, prevotella intermedia). Os antimicrobianos administrados localmente são

a) Fibras que contêm tetraciclina, por exemplo, Actisite® (fibras não reabsorvíveis, diâmetro de 0,5 mm, que contêm tetraciclina - 12,7 mg / 9 polegadas. Sustentam tetraciclina superior a 1300 µg /ml durante 10 dias).[19]

b) Atridox® (Biodegradável) incorpora o antibiótico doxiciclina (10%) num sistema de gel para seringa.[19]

c) Sistema de administração subgengival de Minociclina, 2% de minociclina Hcl (Pericline®) está disponível como um sistema de suspensão em gel para seringa. Microesferas de minociclina (Arestin®) distribuídas por via subgengival.[26]

d) A administração subgengival de Metronidazol, gel dentário a 25% (Ti-eS® Metronidazole gel) é aplicada na bolsa periodontal, onde é liquidificada pelo calor do corpo e depois endurece novamente formando um cristal em contacto com H_2O.[26]

e) Administração subgengival de clorexidina:

• A administração local de agentes anti-sépticos é efectuada principalmente através da utilização de um pequeno chip reabsorvível, composto por uma matriz de gelatina hidrolisada biodegradável reticulada com glutaraldeído, glicina e H_2O, no qual são incorporados 2,5 mg de gluconato de clorexidina (Periochip®) para manter a concentração do fármaco no fluido crevicular gengival superior a 100 ug / ml durante 7 dias.[19]

• Clorexidina a 1,5% (CHLO-SITE) do tipo Xanthan introduzido por Ghimas

Company, Itália. O gel de xantana é um polímero de sacarídeo, que constitui um mecanismo de malha tridimensional, libertado gradualmente quando sintetizado com água. A xantana é considerada como uma substância adequada para formar um gel resistente devido às suas propriedades moleculares e físicas, sendo facilmente injetável através de uma seringa. É considerada como um biocompatível introduzido como o melhor transportador da clorexidina. O gel desaparece da bolsa no prazo de 10 a 30 dias após a injeção e não é necessária qualquer remoção mecânica a partir dai. Com a utilização de CHLO-SITE, a concentração efectiva de clorexidina contra os microrganismos é estabelecida durante pelo menos 15 dias na região.[27]

Tratamento de lesões endodônticas primárias: De acordo com Simon et al (1972), a terapia do canal radicular deve ser efectuada com várias consultas. A cicatrização é rápida e, normalmente, é efectuada no prazo de 3-6 meses.[19]

O tratamento da lesão endodôntica primária com envolvimento periodontal secundário requer tratamento endodôntico e periodontal, uma vez que há envolvimento pulpar e presença de bolsa periodontal.

O tratamento da lesão periodontal primária requer uma sequência de tratamento. Se a periodontite progredir e a bolsa periodontal se aprofundar, com perda contínua de inserção, estão indicados procedimentos de erradicação cirúrgica da bolsa.

O tratamento da lesão periodontal primária com envolvimento endodôntico secundário é gerido da seguinte forma: se um dente não responder apenas à terapia periodontal, pode suspeitar-se da possível presença de uma polpa necrótica, pelo que deve ser efectuada uma terapia endodôntica para apoiar a terapia periodontal, juntamente com cirurgia óssea, se estiver presente algum defeito ósseo.

As verdadeiras lesões combinadas são tratadas inicialmente como uma lesão endodôntica primária com envolvimento periodontal. Antes da cirurgia, a terapia periodontal paliativa deve ser concluída e o tratamento do canal radicular é efectuado nas raízes a serem salvas[1]. O prognóstico de uma verdadeira lesão combinada perio-endo é frequentemente mau ou mesmo desesperado, especialmente quando as lesões periodontais são crónicas, com extensa perda de inserção. O prognóstico também pode ser melhorado através do aumento do suporte ósseo, através de enxertos ósseos e regeneração tecidular guiada.

As alternativas para o tratamento das lesões endo-perio são a abordagem ressectiva / redesenho anatómico como a amputação da raiz, a hemisecção e a bicuspidização.[26]

Amputação da raiz

A indicação típica para a amputação da raiz é um defeito periodontal grave à volta de uma raiz de um dente com várias raízes, enquanto as outras raízes têm um suporte radicular saudável. A remoção selectiva da raiz permite o restabelecimento de uma área de embrasure adequada. A ressecção radicular é mais aplicável a molares superiores, enquanto que a hemisecção de molares inferiores: acompanhada pela remoção de uma metade do dente ou pela conversão em dois pré-molares (bicuspidização), tende a ser o método de escolha.[9]

Várias abordagens regenerativas para o tratamento de lesões endo-perio incluem a utilização de enxerto de fosfato tricálcico (TCP), plasma rico em plaquetas (PRP) e regeneração tecidular guiada (GTR). Albee e Morrison observaram que, quando o enxerto de fosfato tricálcico (TCP) é colocado próximo do osso vital, a matriz cerâmica do material serve de carcaça para a formação óssea.

Plasma rico em plaquetas[19] (PRP)

É uma fonte rica de factores de crescimento e é eficaz na indução da reparação e regeneração dos tecidos. O concentrado de plaquetas autólogo é uma técnica muito inovadora que provou ser bem sucedida na gestão de defeitos infra-ósseos. Os efeitos do concentrado de plaquetas foram examinados in vitro e in vivo. Em 1995, Slater et al. adicionaram concentrado de plaquetas humanas ao meio de soro fetal de vitelo contendo osteoblastos fetais humanos. Demonstrou-se que estimulou a proliferação e manteve a função diferenciada das células em cultura de tecidos. Em 1998, Marx et al. adicionaram plasma autólogo rico em plaquetas a enxertos ósseos de medula celular esponjosa para reparar defeitos de descontinuidade mandibular. A cicatrização de feridas começa com a hemostase, que inclui a formação de um coágulo de fibrina, a adesão e a agregação de plaquetas. No processo de agregação, os grânulos alfa das plaquetas libertam muitos mediadores, incluindo o fator de crescimento derivado das plaquetas (PDGF) e o fator de crescimento transformador (TGF)-α e - β. Estes factores de crescimento promovem a quimiotaxia dos fibroblastos (PDGF e TGF-β), a proliferação (PDGF), a contração (PDGF), a deposição de matriz extracelular (TGF-β) e a reepitelização (TGF-α) na ferida em cicatrização. Os fibroblastos do ligamento periodontal, os cementoblastos e os osteoblastos são afectados de forma semelhante por estes factores de crescimento.

Regeneração tecidular guiada[19] (GTR)

Na GTR, a barreira é utilizada para evitar o contacto do tecido conjuntivo com as paredes ósseas do defeito, protegendo o coágulo sanguíneo subjacente e estabilizando a ferida. Um colagénio bioreabsorvível (Pecora Git™) e membranas de polímero são utilizados em cirurgias endodônticas, uma vez que não há necessidade de uma segunda cirurgia para recuperar a membrana. A terapia GTR tem sido implementada nas cirurgias endodônticas como um tratamento concomitante durante a gestão das lesões endodônticas-periodontais.

Hidróxido de cálcio

O hidróxido de cálcio foi originalmente introduzido no campo da endodontia por Herman, em 1930, como agente capeador da polpa, mas atualmente a sua utilização é generalizada na terapia endodôntica. É o penso mais frequentemente utilizado para o tratamento da polpa vital. Também desempenha um papel importante como penso entre visitas na desinfeção do canal radicular [19]

sistema.

Vidro bioativo

Os vidros bioactivos possuem uma propriedade de osteoestimulação e são utilizados como enxerto de substituição óssea no tratamento de uma lesão endo-perio combinada com envolvimento da furca. Estes estão disponíveis sob a forma de massa de vidraceiro, o que se deve principalmente à adição de 21% de glicerina a 69% de vidro bioativo e 10% de polietilenoglicol, para tornar possível a manipulação do material e o preenchimento eficaz do defeito. O vidro bioativo é eficaz como substituto do enxerto ósseo no tratamento do componente periodontal da lesão endodôntica. O vidro bioativo apresenta efeitos osteocondutores e osteoestimuladores. O tamanho dos poros (90-710 μm) permite um espaço ótimo para a vascularização. Aumenta a formação óssea através da dissolução iónica das partículas de cerâmica, de modo a que a camada de gel de sílica se forme sobre as partículas em contacto com os fluidos corporais. Sobre essa camada de gel de sílica, forma-se uma camada de fosfato de cálcio, que é rapidamente convertida numa camada de apatite de carbonato de hidroxilo. Foi demonstrado que esta camada de apatite é idêntica ao mineral ósseo e fornece a superfície para a fixação das células osteoblásticas e a deposição óssea.

Lasers

O tratamento inclui a terapia do canal radicular e a terapia periodontal subgengival não cirúrgica de rotina com laser de díodo suave. A utilização do laser de díodo resultou num ganho de fixação clínica sem afetar o perfil dos tecidos moles. O tratamento de lesões endo-perio com um laser de díodo de tecidos moles é mais eficaz e menos traumático do que os métodos cirúrgicos convencionais. Estes métodos mais recentes permitiram aos pacientes alargar as suas opções de tratamento, bem como ao clínico aprender novas técnicas de tratamento. Os lasers têm um efeito bactericida e podem ser utilizados eficazmente para a desinfeção do sistema de canais radiculares após a instrumentação biomecânica.[19]

Resumo

Uma lesão perio-endo pode ter uma patogénese variada, que vai desde a mais simples à mais complexa. Ter conhecimentos suficientes sobre estes processos patológicos é essencial para se chegar ao diagnóstico correto. É importante lembrar que o reconhecimento da vitalidade pulpar é essencial para um diagnóstico diferencial e para a seleção de medidas primárias para o tratamento de lesões inflamatórias no periodonto marginal e apical. O diagnóstico de dentes com polpas necróticas pode ser difícil de estabelecer. Toda a dentição deve ser examinada para detetar possíveis causas de dor antes de iniciar o tratamento. Algumas lesões periodontais de origem endodôntica podem curar-se apenas com o tratamento do canal radicular. O tratamento endodôntico pode ser concluído antes do tratamento periodontal, quando não há comunicação entre os processos da doença. No entanto, quando existe comunicação entre as lesões das duas doenças, os canais radiculares devem ser medicados até que o tratamento periodontal esteja concluído e o prognóstico global do dente tenha sido reavaliado como sendo favorável. A utilização de medicamentos terapêuticos intracanais não tóxicos é essencial para destruir as bactérias e ajudar a estimular a reparação dos tecidos. Uma vez que a etiologia primária é a infeção, o tratamento endodôntico é direcionado para o controlo e eliminação da flora do canal radicular, trabalhando de forma estéril. Com base nos conhecimentos actuais, o melhor método disponível para obter canais radiculares limpos e livres de micróbios é a instrumentação com irrigação antimicrobiana reforçada por um penso intracanal com hidróxido de cálcio. A presença de uma lesão endodôntica-periodontal combinada sempre resultará em uma situação comprometida após o tratamento. Mesmo com um tratamento aparentemente bem sucedido, o dente continuará a estar comprometido, uma vez que é provável que haja alguma recessão gengival e perda de ligação periodontal e suporte ósseo. É da maior importância que o doente mantenha uma boa higiene oral e obtenha cuidados profissionais regulares para esta região. A anatomia do dente e a etiologia das lesões endodôntico-periodontais oferecem uma base sólida para estabelecer um diagnóstico correto. Devido à complexidade destas afecções, recomenda-se uma abordagem interdisciplinar com uma boa colaboração entre endodontistas, periodontologistas e microbiologistas.[25]

Capítulo 4

Inter-relações periodontais-restauradoras

Introdução

A medicina dentária periodontal e a medicina dentária de restauração são facetas mutuamente importantes da medicina dentária clínica. Os clínicos actuais têm muitas opções de tratamento à sua disposição, incluindo materiais de restauração biotolerantes e implantes, para manter a saúde periodontal. É crucial que o clínico compreenda os princípios biológicos que formam a base para a reconstrução restauradora do dente periodontalmente afetado.[15] A relação entre a saúde periodontal e a restauração dos dentes é íntima e inseparável. Spear e Cooney[28] descreveram bem a relação íntima destas facetas, afirmando que, "para que as restaurações sobrevivam a longo prazo, o periodonto deve permanecer saudável. Para que o periodonto se mantenha saudável, as restaurações têm de ser geridas de forma crítica para que estejam em harmonia com os tecidos periodontais circundantes." O estabelecimento da saúde periodontal é, portanto, um pré-requisito para o sucesso dos procedimentos protéticos e restauradores. É crucial para o clínico compreender os princípios biológicos que formam a base para a reconstrução restauradora do dente periodontalmente envolvido e pode aplicar novas técnicas e tendências na gestão crítica das restaurações, particularmente nas margens gengivais, e explora o papel da implantologia dentária como uma opção para o plano restaurador do paciente periodontal.[15]

Importância da preparação do periodonto para a dentisteria restauradora

A doença periodontal deve ser eliminada antes da dentisteria restauradora como :[29]

- A gengiva diminui após o tratamento periodontal.

- A posição dos dentes é frequentemente alterada na doença periodontal. A resolução da inflamação após o tratamento faz com que os dentes se movam novamente, muitas vezes voltando à sua posição original. As restaurações concebidas para dentes anteriores ao tratamento do periodonto podem produzir tensões e pressões prejudiciais no periodonto tratado

- A inflamação do periodonto prejudica a capacidade dos dentes pilares.

- O desconforto causado pela mobilidade dos dentes interfere com a mastigação e a função.

- É mais fácil obter impressões exactas e fazer preparações precisas em gengivas saudáveis do que em gengivas inflamadas.

- Para minimizar o risco de trauma nos tecidos gengivais durante os procedimentos de preparação e moldagem.

Considerações periodontais

Inclui:

- Terapia de fase I/terapia inicial

- Cirurgia periodontal

Terapia de Fase I

O controlo da inflamação periodontal durante a fase I da terapia resulta em procedimentos restauradores de muito maior qualidade do que os realizados num ambiente de inflamação gengival. A presença de uma resposta inflamatória aguda na gengiva provoca ulceração do epitélio que reveste a bolsa gengival e aumento da vascularização e edema dos tecidos imediatamente abaixo desse epitélio. Assim, o controlo da placa bacteriana, a remoção do cálculo e a remoção de quaisquer restaurações dentárias inadequadas no ambiente gengival devem ser procedimentos importantes de primeira ordem.

Cirurgia periodontal

Em alguns pacientes, é necessária uma cirurgia periodontal como o alongamento da coroa. Estes procedimentos cirúrgicos periodontais devem ser efectuados tendo em conta as necessidades de restauração do doente, ou seja, devem ser modificados devido às necessidades de restauração ou de prótese do doente.

Alongamento da coroa

Nas situações em que um dente tem uma coroa clínica curta considerada inadequada para a retenção de uma restauração de gesso necessária, é necessário aumentar o tamanho da coroa clínica utilizando procedimentos cirúrgicos periodontais. Estes procedimentos de alongamento da coroa permitem que o dentista que efectua a restauração desenvolva uma área adequada para a retenção da coroa sem estender as margens da coroa profundamente nos tecidos periodontais.

Largura biológica

O termo largura biológica é familiar para a maioria dos clínicos, mas ainda existe confusão quanto ao seu significado e relevância para os procedimentos clínicos. A largura biológica é definida como a dimensão do tecido mole, que está ligado à porção do dente coronal à crista do osso alveolar[30] . Este termo foi baseado no trabalho de Gargiulo et al[14] (1961), que descreveram as dimensões e a relação da junção dentogengival em humanos. Eles relataram as seguintes dimensões médias: uma profundidade de sulco de 0,69 mm, uma inserção epitelial de 0,97 mm e uma inserção de tecido conjuntivo de 1,07 mm. Com base neste trabalho, a largura biológica é comummente indicada como sendo de 2,04 mm, o que representa a soma das medidas do tecido epitelial e do tecido conjuntivo. Entretanto, foram observadas variações significativas das dimensões, principalmente da inserção epitelial, que variou de 1,0 a 9,0mm. A inserção do tecido conjuntivo, por outro lado, foi relativamente constante. Dimensões semelhantes de largura biológica também foram relatadas por Vacek et al[31] (1994). Avaliando 171 superfícies dentárias de cadáveres, eles observaram medidas médias de 1,34mm para a profundidade do sulco, 1,14mm para a inserção epitelial e 0,77mm para a inserção do tecido conjuntivo. Este grupo também descobriu que a inserção do tecido conjuntivo foi a medida mais consistente **(Figura 6)**. A colocação de margens de restauração dentro da largura biológica conduz frequentemente a inflamação gengival, perda de inserção clínica e perda óssea **(Figura 7)**. Pensa-se que isto se deve à resposta inflamatória destrutiva à placa microbiana localizada nas margens restauradoras colocadas profundamente. Clinicamente, estas alterações manifestam-se como bolsas periodontais mais profundas ou recessão gengival.

Newcomb[32] (1974) demonstrou que quanto mais próxima a margem subgengival de uma coroa se encontrava da inserção epitelial (logo, mais próxima da largura biológica), mais provável era a ocorrência de uma inflamação gengival grave. Parma Benfenati et al.[33] (1986) observaram aproximadamente 5 mm de reabsorção óssea quando as margens de restauração foram colocadas na crista alveolar em cães beagle. Foi observada uma reabsorção mínima quando as restaurações foram colocadas 4 mm coronal à crista alveolar. A reabsorção óssea foi particularmente grave em áreas com osso cortical fino e septos interdentários. Tal et al.[34] (1989) demonstraram ainda que a violação da largura biológica resulta na perda de suporte periodontal. 32

Recentemente, Gunay et al.[35] (2000) demonstraram que a colocação de margens de restauração dentro da largura biológica era prejudicial para a saúde periodontal. A invasão da largura biológica torna-se particularmente preocupante quando se considera a restauração de

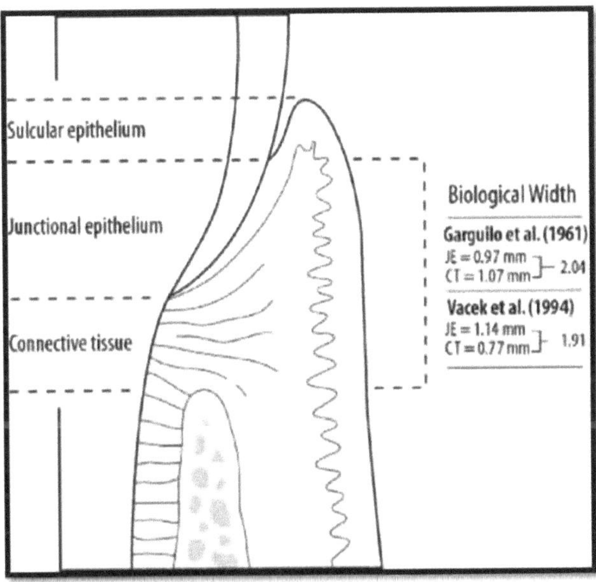

Figura 6 O conceito de largura biológica .[31]

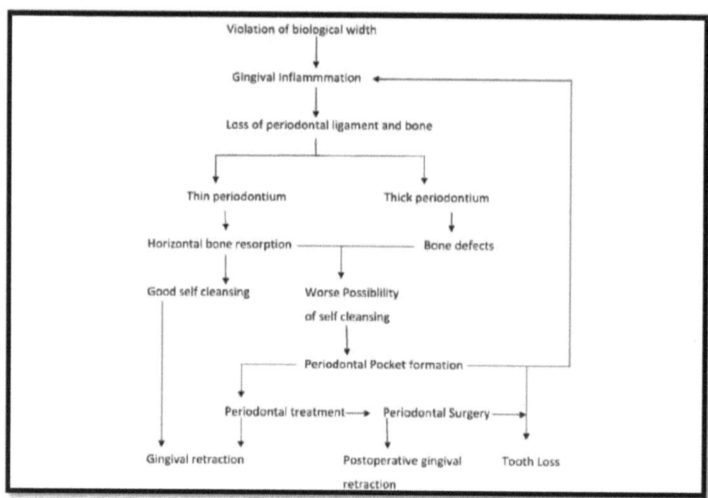

Figura 7 Resposta e possível reação dos tecidos periodontais à alteração da largura biológica.

dente que tenha fracturado ou sido destruído por cáries perto do nível da crista alveolar. Além disso, as exigências estéticas muitas vezes requerem o "enterramento" das margens restauradoras subgengivalmente, o que pode levar à violação deste espaço. Maynard & Wilson[16] (1979) dividiram o periodonto em três dimensões: fisiológica superficial, fisiológica crevicular e fisiológica subcrevicular. A dimensão fisiológica superficial representa a gengiva livre e aderida ao redor do dente, enquanto a dimensão fisiológica crevicular representa o sulco gengival - estendendo-se da margem gengival livre até o epitélio juncional. O espaço fisiológico subcrevicular é análogo à largura biológica descrita por Gargiulo et al. (1961), consistindo no epitélio juncional e no tecido conjuntivo de ligação. Maynard & Wilson (1979) afirmaram que todas estas três dimensões afectam as decisões de tratamento restaurador e que o clínico deve "concetualizar" as três áreas e a interação entre elas e as margens restauradoras[15] . Em particular, os autores afirmaram que a colocação de margens no espaço fisiológico subcrevicular deve ser evitada para prevenir a colocação de "cálculo permanente" para além da fenda. Nevins & Skurow[36] (1984) afirmaram que quando as margens subgengivais são indicadas, o dentista restaurador não deve perturbar o epitélio juncional ou o aparelho do tecido conjuntivo durante a preparação e a moldagem. Recomendaram limitar a extensão da margem subgengival a 0,5-1,0 mm porque é impossível para o clínico detetar onde termina o epitélio sulcular e começa o epitélio juncional. Também enfatizaram a necessidade de permitir uma distância mínima de 3,0 mm entre a crista alveolar e a margem da coroa. Block[37] (1987) também afirmou que a largura biológica era difícil de ser visualizada pelos clínicos e sugeriu a margem gengival livre como ponto de referência para as medições para a colocação da margem. Block afirmou que quando as margens de restauração terminam ao nível da crista alveolar ou perto dela, são necessários procedimentos cirúrgicos de alongamento da coroa. É importante notar que as recomendações relativas à colocação de restaurações em relação à largura biológica são baseadas em artigos de opinião. Elas evoluíram devido a experiências clínicas e interpretações de vários estudos experimentais. No entanto, parece que um mínimo de 3,0 mm de espaço entre as margens da restauração e o osso alveolar é uma dimensão que é prudente respeitar no planeamento do tratamento restaurador. As margens restauradoras colocadas subgengivalmente não só correm o risco de invadir o aparelho de inserção, como também parecem resultar em efeitos tecidulares indesejáveis devido à sua localização subgengival, independentemente da profundidade de penetração do sulco. Orkin et al.[38] (1987) demonstraram que as restaurações subgengivais tinham uma maior probabilidade de sangrar e apresentar recessão gengival do que as restaurações supragengivais **(Figura 8).** Waerhaug[39] (1978) afirmou que as restaurações subgengivais são áreas retentivas de placa que são inacessíveis aos instrumentos de raspagem. Estas áreas retentivas continuam a acumular placa mesmo na presença de um controlo adequado da placa supragengival. A localização das margens de restauração é determinada por muitos factores, incluindo a estética, os factores retentivos, a suscetibilidade à cárie radicular e o grau de recessão gengival. Embora a maioria dos periodontistas prefira que as margens de restauração permaneçam coronais ao sulco, sabe-se que certas condições exigem a colocação de margens subgengivais. Estas podem incluir preocupações estéticas, necessidade de aumentar a forma de retenção e refinamento de margens pré-existentes, cáries radiculares, abrasão cervical e sensibilidade radicular. No entanto, se nenhum destes factores for motivo de preocupação, parece prudente colocar margens de restauração supragengivais. Também é importante que os clínicos e os pacientes compreendam que, embora as margens da coroa possam ser colocadas subgengivalmente, é muito provável que, com o tempo, as margens acabem por ficar localizadas supragengivalmente. Também demonstraram que uma maior perda média de inserção foi associada a restaurações subgengivais em comparação com margens supragengivais (1,2 versus 0,6 mm).

Correção da violação da largura biológica

As violações da largura biológica podem ser corrigidas através da remoção cirúrgica do osso da proximidade da margem da restauração ou através da extrusão ortodôntica do dente e do afastamento da margem do osso. Mas existe um risco potencial de recessão gengival após a remoção do osso.[40]

Considerações sobre restauração

As restaurações dentárias e a saúde periodontal estão inseparavelmente inter-relacionadas. A adaptação das margens, os contornos da restauração, as relações proximais e a suavidade da superfície têm um impacto biológico crítico na gengiva e nos tecidos periodontais de suporte. Por conseguinte, as restaurações dentárias desempenham um papel significativo na manutenção da saúde periodontal. As falhas nas restaurações dentárias e nas próteses são causas comuns de inflamação gengival e destruição periodontal .[42]

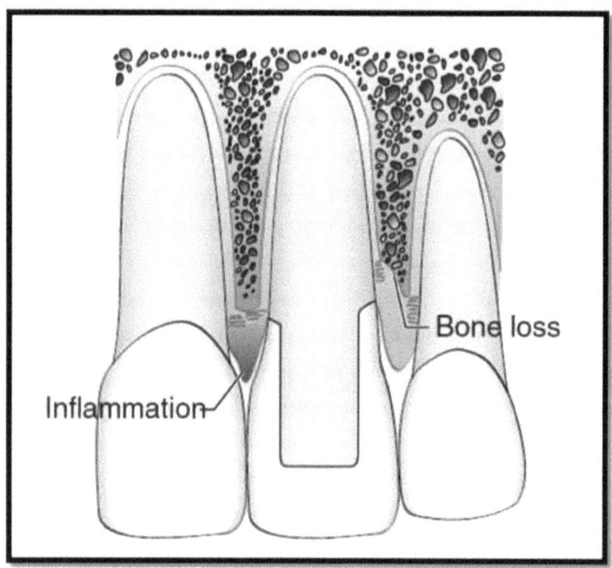

Figura 8 Ramificação de uma violação da largura biológica se a margem restauradora for colocada dentro da zona de fixação .[41]

Muitas caraterísticas das restaurações e próteses parciais são importantes do ponto de vista periodontal:

- Margens das restaurações

- Retração dos tecidos

- Técnicas de impressão

- Restauração provisória

- Contorno da coroa

- Contactos interproximais

- Conceção pôntica

- Cimentação e polimento de restaurações

- Hipersensibilidade a materiais dentários

- Oclusão

- Conceção de próteses parciais amovíveis.

- Considerações especiais: dentes com raízes ressecadas

- Preparação da coroa

* Contornos da coroa e embrasures

Todos eles desempenham um papel na etiologia das lesões periodontais.

A. Diretrizes de colocação de margens ou localização de margens de restauração[29]

Ao determinar onde colocar as margens de restauração em relação à inserção periodontal, recomenda-se que a profundidade do sulco existente no paciente seja utilizada como uma diretriz para avaliar a necessidade de largura biológica para esse paciente. A extensão de qualquer margem de restauração para o sulco gengival deve ser considerada um compromisso, mas as exigências estéticas ou de retenção tornam-na frequentemente necessária. Assim, as margens subgengivais **(Figura 9)** devem ser consideradas um compromisso, e as margens supragengivais **(Figura 10)** são preferidas. O ajuste marginal deve ser ótimo porque as restaurações rugosas ou as margens abertas levam a uma acumulação de agentes patogénicos bacterianos que estão associados a doenças periodontais inflamatórias. As margens intra-creviculares são definidas como aquelas confinadas dentro da fenda gengival. Diferentes estudos demonstraram de forma conclusiva que os tecidos periodontais apresentam mais sinais de inflamação em torno de coroas com margens intra-creviculares ou subgengivais do que em coroas com margens supragengivais.

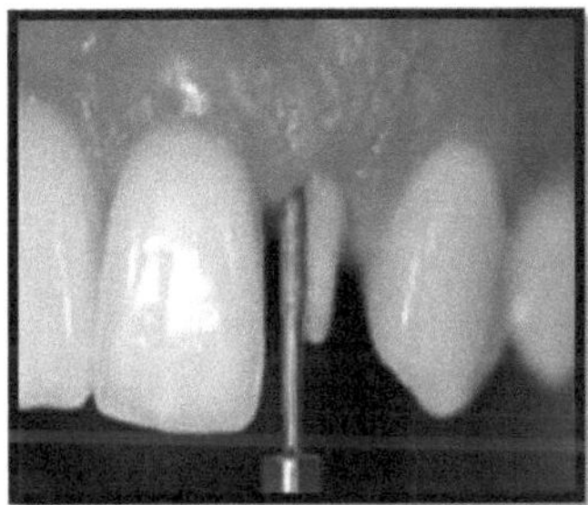

Figura 9 Margem subgengival

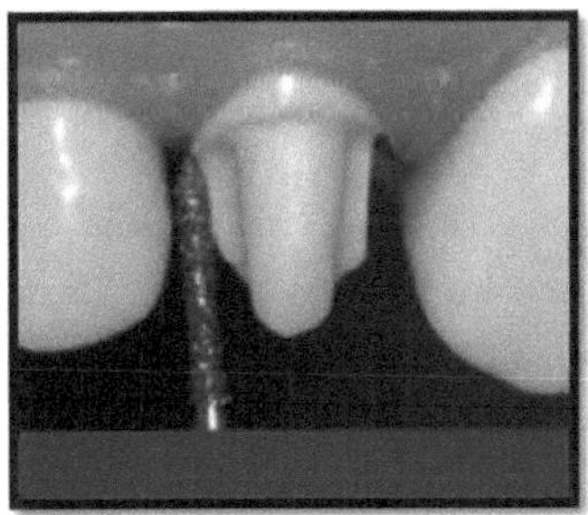

Figura 10 Margem supragengival

Orkin et al (1987) demonstraram que as restaurações subgengivais tinham uma maior probabilidade de sangrar e de apresentar recessão gengival do que as restaurações supragengivais. Flores-de- Jacoby et al[43] (1989) estudaram os efeitos da localização da margem da coroa na saúde periodontal e nos morfotipos bacterianos em humanos 6-8 semanas e 1 ano após a inserção. As margens subgengivais demonstraram um aumento da placa bacteriana, da pontuação do índice gengival e das profundidades de sondagem. Além disso, verificou-se que mais espiroquetas, fusiformes, bastonetes e bactérias filamentosas estavam associados às margens subgengivais. A base do sulco pode ser vista como o topo da inserção e, por conseguinte, as variações na altura da inserção são tidas em conta assegurando que a margem é colocada no sulco e não na inserção. O primeiro passo para utilizar a profundidade do sulco como guia na colocação da margem é gerir a saúde gengival. Uma vez que o tecido esteja saudável, as três regras seguintes podem ser utilizadas para colocar as margens intra-creviculares.

Regra I

Se o sulco for igual ou inferior a 1,5 mm, coloque a margem da restauração 0,5 mm abaixo da crista do tecido gengival. Isto é especialmente importante no aspeto facial e evita uma violação da largura biológica num doente que esteja em risco elevado nesse aspeto.

Regra II

Se o sulco tiver mais de 1,5 mm, coloque a margem a metade da profundidade do sulco abaixo da crista do tecido. Isto coloca a margem suficientemente abaixo do tecido para que ainda esteja coberta se o doente estiver em maior risco de recessão.

Regra III

Se o sulco for superior a 2 mm, especialmente no aspeto facial do dente, então avalie se pode ser efectuada uma gengivectomia para alongar a coroa e criar um sulco de 1,5 mm. Em seguida, o paciente pode ser tratado como mencionado na Regra I.

B. Retração dos tecidos

Muitas vezes, a margem gengival da restauração é intracrevicular. Para melhorar o acesso, de modo a evitar danos nos tecidos moles durante a preparação da cavidade e a moldagem, pode ser desejável efetuar algum grau de retração gengival.

Cabo de retração

A gestão dos tecidos é conseguida com cordões de retração gengival, utilizando o tamanho apropriado para conseguir a deslocação necessária. Tecidos gengivais finos e frágeis e situações de sulco raso geralmente ditam que sejam escolhidos cordões de menor diâmetro para alcançar o deslocamento de tecido desejado **(Figura 11)**.

Para uma margem de Regra 1, o fio deve ser colocado de tal forma que o topo do fio esteja localizado no sulco no nível onde a margem final será estabelecida, que será 0,5 mm abaixo da margem previamente preparada. Nos aspetos interproximais do dente, o cordão estará normalmente 1-1,5 mm abaixo da altura do tecido, porque o sulco interproximal tem frequentemente 2,5-3 mm de profundidade. Com este cordão inicial no sítio, a preparação é estendida até ao topo do cordão, com a broca inclinada para o dente de modo a não desgastar o tecido. Este processo protege o tecido, cria a redução axial correta e estabelece a margem no nível subgengival desejado. É necessário um segundo fio de retração para criar espaço para a impressão final. O segundo fio é empurrado de modo a deslocar o primeiro fio apicalmente para a impressão final; o fio superior é removido, deixando as margens visíveis e acessíveis para serem registadas com o material de impressão **(Figura 12)**. Para as situações da Regra 2, onde o sulco é mais profundo, são utilizados dois cordões de maior diâmetro para deflectir o tecido antes de estender a margem apicalmente. O topo do segundo cordão é colocado para identificar a localização da margem final à distância correta abaixo da margem previamente preparada, que estava ao nível da crista do tecido gengival. A margem é baixada até ao topo do segundo cordão e, em seguida, é colocado um terceiro cordão para preparar a impressão.

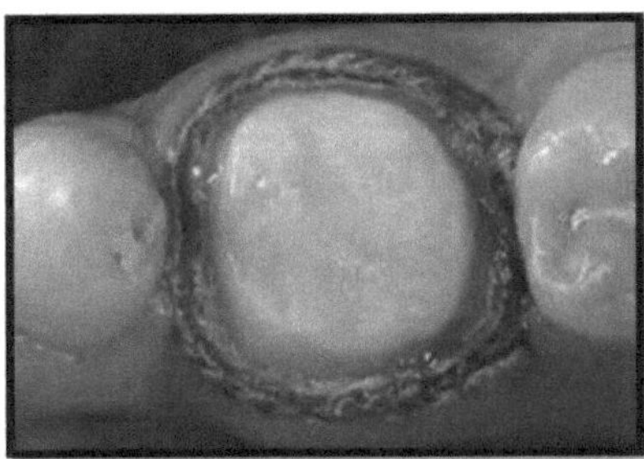

Figura 11 Cabo de retração

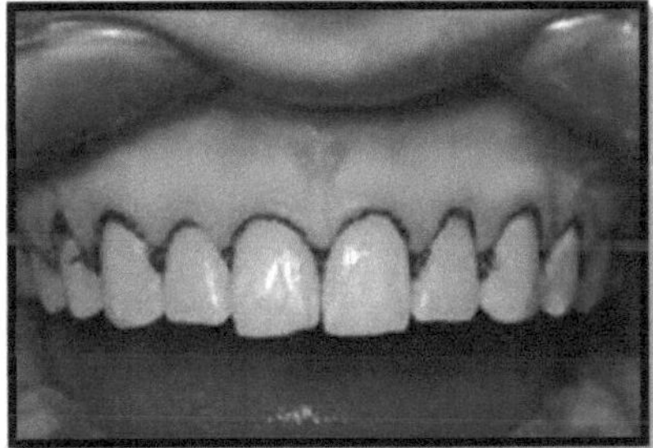

Figura 12 Cordão de retração no sulco gengival.

Vários produtos químicos utilizados para o tratamento de cordões de retração incluem:

* 0,1% e 8 % de ep inep hrine recém-criada

* Solução de alúmen a 100% (sulfato de alumínio e potássio)

* Solução de cloreto de alumínio a 5% e 25%

* Subsulfato férrico (solução de Monsel)

* Solução de sulfato férrico a 13,3%

* Solução de cloreto de zinco a 8% e 40%

* Solução de ácido tânico a 20% e 100%

- 45% de solução negativa.

Estes fármacos difundem-se na circulação sanguínea através do epitélio crevicular, que não é queratinizado e é semi-permeável, e provocam vasoconstrição, o que resulta numa contração gengival transitória, causam isquemia transitória e ajudam a controlar a infiltração de sangue ou de fluido gengival .[29]

Avanços recentes

Merocel: As tiras de retração Merocel são feitas de um material sintético extraído quimicamente de um polímero biocompatível (acetato de polivinilo hidroxilado) que cria uma tira semelhante a uma rede (2 mm de espessura). Este material é quimicamente puro, fácil de moldar, eficaz na absorção de fluidos intra-orais, macio e adaptável e isento de fragmentos.

Expasyl: É uma pasta para retração gengival que não só abre o sulco como também deixa o campo seco, pronto para a moldagem ou cimentação. É composta principalmente de caulim micronizado, cloreto de alumínio e água. O material é simples, rápido, seguro, indolor, hemostático, económico e fiável **(Figura 13).**

Meios electrocirúrgicos

A utilização de eletrocirurgia tem sido recomendada para aumentar o sulco gengival e controlar a hemorragia para facilitar a moldagem. Como

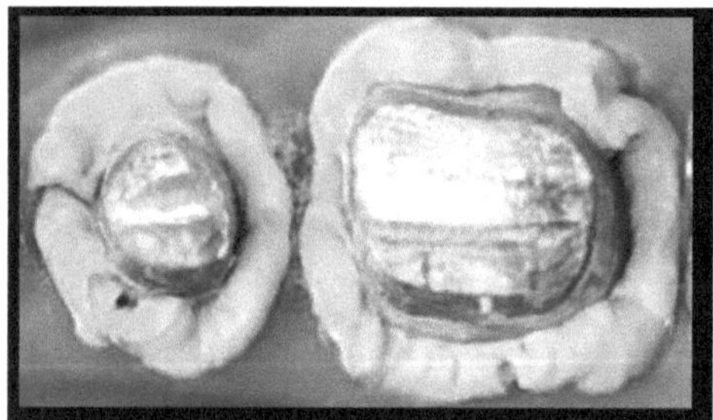

Figura 13 Expasyl colocado no sulco gengival.

Em alternativa aos cordões de retração adicionais, a eletrocirurgia pode ser utilizada para remover qualquer tecido sobrejacente no processo de retração. A ponta de eletrocirurgia assenta na parte superior do cordão de retração no lugar do sulco. Isto controla a posição vertical da ponta e resulta na remoção do mínimo de tecido necessário para o acesso.

Meios cirúrgicos

A remoção cirúrgica de tecidos gengivais hiperplásicos para posicionamento apical pode ser efectuada para criar uma gengiva livre saudável, manipulada com segurança e facilmente retraída. Inclui:

- **Cirurgia com uma faca**: É o método preferido para permitir o acesso à margem do preparo. A gengiva regenera-se e é reposta na sua posição normal, desde que estivesse saudável quando o preparo foi iniciado.

- **Curetagem rotativa**: É uma técnica de desbaste, que envolve a preparação do dente subgengivalmente e a curetagem simultânea do revestimento interno do sulco gengival com um instrumento diamantado rotativo. Esta técnica é geralmente seguida da inserção de um fio de retração.

Criocirurgia

É utilizado em casos de tecidos gengivais interferentes e desnecessários a serem removidos e também para o reposicionamento apical de todo o aparelho periodontal para criar uma gengiva livre saudável e retraída. Utiliza uma faca afiada e fria para remover os tecidos de forma conservadora.

Lasers

Este é um dos métodos recentes utilizados para a retração da gengiva, utilizando feixes de laser como o laser de árgon, o laser de CO_2, o laser de Nd:YAG, o laser de díodo e o laser de Er:YAG. Utilização do laser Er, Cr: YSGG para o alongamento da coroa óssea[44] . Este é um método conveniente e indolor de preparação para impressões precisas e é um excelente substituto para o fio de retração. A hemorragia operatória e pós-operatória com a terapia laser é significativamente menor.

C. Técnicas de impressão

Ocorrerão reacções periodontais graves e dolorosas se o material de moldagem à base de borracha for introduzido nos tecidos gengivais durante os procedimentos de moldagem. É necessária uma inspeção visual cuidadosa da impressão para detetar áreas rasgadas e, se for detectada evidência de rasgamento, o clínico deve verificar imediatamente o tecido para remover qualquer vestígio da impressão. Caso contrário, um corpo estranho de material de moldagem pode causar uma inflamação gengival grave e pode ser incorretamente diagnosticado numa consulta subsequente .[29]

D. Restaurações provisórias

As restaurações provisórias devem proporcionar um ambiente propício à manutenção da saúde periodontal. As restaurações provisórias mal adaptadas nas margens, com contornos excessivos ou insuficientes e com superfícies rugosas ou porosas podem causar inflamação, crescimento excessivo ou recessão dos tecidos gengivais. O resultado pode ser imprevisível e leva a alterações desfavoráveis na arquitetura do tecido que podem comprometer o sucesso da restauração final.

E. Contorno da coroa

O erro mais comum na recriação dos contornos do dente em restaurações dentárias é o contorno excessivo das superfícies facial e lingual, geralmente no terço gengival **(Figura 14)**. Este excesso de contorno resulta numa área em que os procedimentos de higiene oral não conseguem controlar a placa bacteriana. Consequentemente, a placa bacteriana acumula-se e a gengiva fica inflamada. As coroas e restaurações com excesso de contorno também impedem os mecanismos de auto-limpeza da bochecha, lábios e língua adjacentes.[42] Aparentemente, o subcontorno não é tão prejudicial para a gengiva como o sobrecontorno. A evidência de estudos demonstra que o sobrecontorno é um fator significativo na inflamação gengival, enquanto o subcontorno tem pouco ou nenhum efeito na saúde gengival. Os contactos proximais inadequados ou mal localizados e a incapacidade de reproduzir a anatomia protetora normal das cristas marginais oclusais conduzem à impactação dos alimentos.

A incapacidade de restabelecer as embrasures interproximais adequadas promove a acumulação de

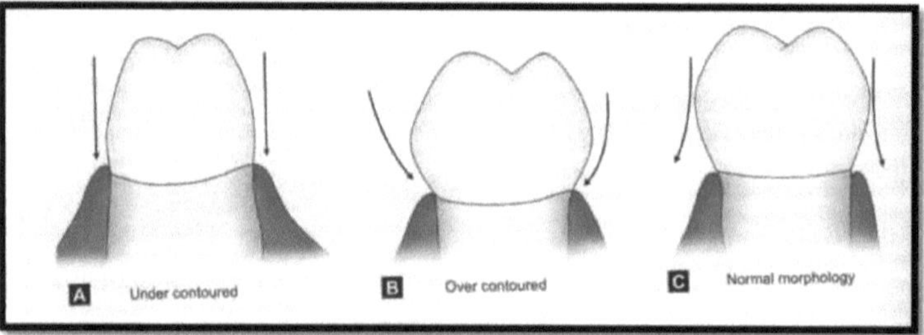

Figura 14 Morfologia da coroa

irritantes. A superfície facial ou lingual de uma restauração não deve ter mais de 0,5 mm de protuberância adjacente à margem gengival, porque isso pode interferir com a higiene oral adequada. Deve ser "plana" e não "gorda", normalmente com menos de 0,5 mm de largura do que a junção cemento-esmalte, e essas áreas de furca devem ser "caneladas" ou "em forma de barril" para acomodar a higiene oral nessas áreas .[29]

F. Contactos interproximais e espaço de embrasure

Normalmente, deve existir uma relação de contacto positiva mesial e distal de um dente com outro em cada arcada dentária. As áreas de contacto são pequenas e são áreas e não meros pontos de contacto. As áreas de contacto evitam que os alimentos fiquem presos entre os dentes e ajudam a estabilizar as arcadas dentárias através da ancoragem combinada de todos os dentes de cada arcada em contacto positivo uns com os outros. De modo a manter a gengiva saudável nas áreas interdentais **(Figura 15)**, os pontos de contacto devem estar localizados incisialmente ou oclusalmente e bucalmente. O contacto e o alinhamento adequados dos dentes adjacentes permitirão um espaçamento adequado entre eles para o volume normal de tecido gengival ligado ao osso e aos dentes.

G. Design pôntico

A reconstrução correta da anatomia dentária é um dos principais objectivos do tratamento de restauração dentária. A restauração da forma e função do dente permite o funcionamento correto das estruturas da articulação temporomandibular, resultando em saúde e melhorando a qualidade de vida do paciente.[18] Os pônticos devem substituir estética e funcionalmente os dentes perdidos e, ao mesmo tempo, não irritar a mucosa e permitir um controlo eficaz da placa bacteriana. Classicamente, devem ser consideradas quatro opções na avaliação do desenho dos pônticos: Sanitário, com crista, com crista modificada e ovalado. O material de restauração para todos os quatro desenhos pode ser porcelana vidrada, ouro polido ou resina polida. Não há diferença na resposta biológica do tecido em contacto com a restauração, independentemente do material escolhido, desde que tenha um acabamento de superfície liso. Os pônticos sanitários e ovais têm superfícies inferiores convexas que facilitam a limpeza. Os desenhos ridge lap e ridge lap modificado têm superfícies côncavas que são mais difíceis de aceder com o fio dentário. Uma volta de cumeeira modificada

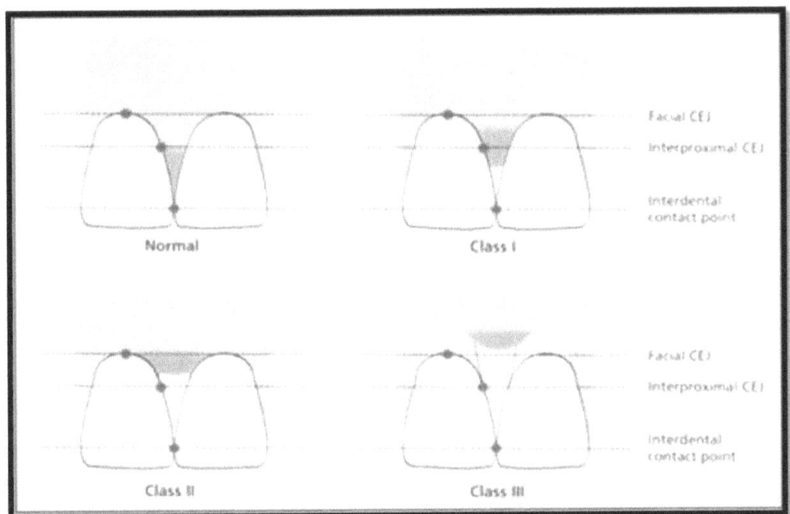

Figura 15 Sistema de classificação da perda de altura papilar (Norland & Tarnow 1998)[45]

O desenho de um pôntico ovado pode ser dado quando a crista não é adequada para a colocação de um pôntico ovado. Enquanto o aspeto facial da superfície inferior tem uma forma côncava, o acesso adequado para a higiene oral é permitido pela forma lingual mais aberta **(Figura 16).**

H. Cimentação e polimento de restaurações

Após a cimentação, todo o excesso de cimento retido deve ser cuidadosamente removido. Quando as restaurações se estendem abaixo da margem gengival, as partículas de cimento dentro do sulco são frequentemente ignoradas e podem causar danos aos tecidos periodontais .[29]

I. Hipersensibilidade a materiais dentários

Em geral, os materiais de restauração não são prejudiciais para os tecidos periodontais. Uma exceção a esta regra são os acrílicos autopolimerizáveis. A superfície das restaurações deve ser tão lisa quanto possível para limitar a acumulação de placa bacteriana. As resinas são altamente políveis, mas têm deficiências em termos de resistência, porosidade e desgaste. A resposta bem sucedida dos tecidos a qualquer material compósito depende de muitas variáveis. A suavidade da superfície, uma variável importante, pode ser alterada significativamente se a restauração tiver um acabamento incorreto. O tipo de material compósito, a proximidade da restauração ao tecido mole também influenciam o sucesso, se a fotopolimerização foi completa e se foram incorporadas bolhas de ar durante a colocação. A resposta inflamatória dos tecidos moles à resina pode não se manifestar inicialmente, porque a restauração que inicialmente tinha superfícies lisas pode tornar-se rugosa à medida que as bolhas de ar, incorporadas durante a mistura, ficam expostas. Os compostos orgânicos encontrados na pasta de dentes, na placa bacteriana e nos refrigerantes podem amolecer qualquer material compósito ou cimento de resina, resultando em rugosidade da superfície e retenção de placa bacteriana. As restaurações de porcelana feitas em laboratório oferecem uma alternativa mais biocompatível às restaurações de colagem direta, sendo esteticamente e marginalmente superiores. As cerâmicas de vidro e as facetas de porcelana oferecem uma clara vantagem sobre qualquer outro tipo de material de restauração na manutenção da saúde gengival. O seu fino ajuste marginal resulta numa linha de cimento fina, o que diminui a irritação gengival. Para além disso, a superfície não porosa da cerâmica de vidro ou da porcelana não permite a adesão significativa de bactérias, reduzindo assim a inflamação. Existem situações clínicas em que a coroa total está indicada antes da restauração. Ela preenche requisitos que não podem ser satisfeitos em nenhum outro tipo de restauração. No entanto, mesmo quando construída de forma ideal em relação à

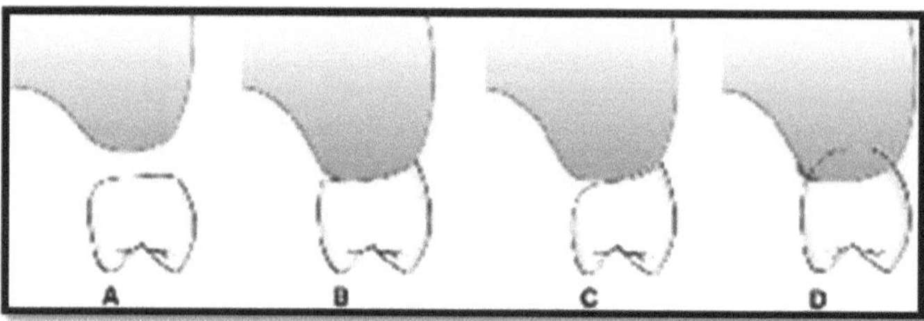

Figura 16 Diferentes formas de pônticos. A- Pôntico sanitário. B- Pôntico com aba de crista.

C- Pôntico lap de crista modificado. D- Pôntico ovalado.

sulco gengival, a coroa total introduz o risco de inflamação gengival. As coroas substituem a parede natural do dente do sulco gengival por uma substância estranha (por exemplo, ouro, resina ou porcelana). Os materiais em si não são irritantes, mas a placa bacteriana pode acumular-se nestas superfícies, o que pode resultar em inflamação gengival. A junção entre a coroa e o dente também apresenta um problema. Mesmo com uma adaptação marginal perfeita, é inevitável a existência de uma linha de cimento extremamente fina que atrai a placa bacteriana. A relação exacta entre o grau de rugosidade da superfície e a acumulação de placa bacteriana ainda não está determinada. Existem provas de que a quantidade de placa bacteriana que se acumula em pacientes com uma higiene oral relativamente fraca não é afetada de forma significativa por pequenas alterações na configuração da superfície da raiz. No entanto, em doentes com restaurações dentárias rugosas, a configuração da superfície pode desempenhar um papel importante na acumulação de placa bacteriana. Por conseguinte, todos os materiais de restauração colocados no ambiente gengival devem ter o grau de polimento mais elevado possível.[42]

Apenas cerca de 30% dos pacientes com uma alergia conhecida ao níquel desenvolvem uma reação a uma liga dentária intra-oral de níquel-crómio.

- Os cimentos de fosfato e os silicatos são ligeiramente irritantes.

- O acrílico é altamente irritante, embora o material em si não seja irritante quando totalmente polimerizado.

- Os tecidos gengivais adjacentes a restaurações de resina composta estendidas subgengivalmente desenvolverão gengivite mesmo na presença de uma boa higiene oral.

Mais importante ainda, os tecidos respondem mais às diferenças na rugosidade da superfície do material do que à sua composição. Quanto mais rugosa for a superfície subgengival da restauração, maior será a acumulação de placa bacteriana e a inflamação gengival. A permeabilidade do epitélio gengival aumenta a penetração de componentes lixiviáveis e, consequentemente, o potencial para reacções tóxicas e alérgicas.[29]

J. Oclusão

As restaurações que não estão em conformidade com os padrões oclusais da boca causam desarmonias oclusais que podem ser prejudiciais para os tecidos periodontais de suporte. A inserção da "obturação alta" ou a inserção de uma substituição protética que cria forças excessivas nos dentes pilares e antagonistas pode produzir lesões periodontais em torno de dentes com um periodonto previamente saudável. A superfície oclusal dos pônticos deve estar em harmonia com o padrão funcional de toda a dentição. As relações oclusais anormais põem em risco os dentes oponentes e o resto da dentição, bem como o periodonto dos dentes pilares.[42]

K. Conceção de próteses parciais removíveis

Várias investigações mostraram que, após a inserção de próteses parciais, há um aumento da mobilidade dos dentes pilares, inflamação gengival e formação de bolsas periodontais. Isto deve-se ao facto de as próteses parciais favorecerem a acumulação de placa bacteriana, particularmente se cobrirem o tecido gengival. As próteses parciais que são usadas de noite e de dia induzem uma maior formação de placa bacteriana do que as que são usadas apenas durante o dia. Estas observações enfatizam a necessidade de uma instrução de higiene oral cuidadosa e personalizada, para evitar os efeitos nocivos das próteses parciais nos dentes remanescentes. A presença de próteses parciais removíveis induz não só alterações quantitativas na placa bacteriana, mas também alterações qualitativas, promovendo o desenvolvimento de espirilas e espiroquetas.[42]

L. Considerações especiais: Dentes com raiz ressecada

A ressecção radicular pode ser indicada em dentes multirradiculares com envolvimento de furca de grau II a IV. A ressecção radicular pode ser efectuada em dentes vitais ou tratados endodonticamente. No entanto, é preferível em dentes tratados endodonticamente. Se isso não for possível, então a polpa deve ser removida, a patência dos canais determinada e a câmara pulpar medicada antes da ressecção.[29]

Restauração de dentes com raiz ressecada

- São criados desafios estruturais na restauração destes dentes devido à quantidade de estrutura dentária perdida no processo de ressecção.

- A preparação conservadora do dente mantém o máximo possível do dente remanescente, mas as linhas de acabamento supragengivais ou subgengivais minimamente preparadas resultantes requerem uma exposição metálica adicional na restauração final.

- Um pilar e núcleo fundidos podem ser indicados para criar uma base adequada para a restauração final, porque as raízes remanescentes são frequentemente muito finas mesio-distalmente, é difícil cimentar pilares pré-fabricados e ter um volume adequado para colocar um núcleo de fundação na mesial e distal do pilar. Este problema é evitado com a restauração de pino e núcleo fundidos numa só peça.

- Outra área de preocupação quando se restauram estes dentes é o desenvolvimento de contornos apropriados para o acesso à higiene. Facialmente e lingualmente, os contornos devem ser essencialmente uma linha reta a partir da margem coronalmente, enquanto que interproximalmente, o contorno emerge da margem como uma linha reta ou é ligeiramente convexo à medida que se inclina até ao ponto de contacto.

• As áreas interproximais dos dentes amputados e hemi-seccionados apresentam concavidades na superfície do tronco radicular e estas áreas não podem ser limpas adequadamente com o fio dental, porque este atravessará a concavidade. A forma de embrasura gengival criada na restauração deve ser canelada nestas áreas para que as superfícies possam ser acedidas com uma escova interdentária.

• A estética não é normalmente uma preocupação importante, exceto se o dente em questão for um molar superior com uma amputação da raiz mesio-bucal e o paciente tiver um sorriso largo. A solução é criar uma raiz mesio-bucal artificial com o contorno normal da coroa coronal a ela e uma furca feita de material restaurador que é facilmente limpo com uma escova interdental.

M. Preparação da coroa

Sempre que possível, as margens da coroa devem ser colocadas supragengivalmente para facilitar as impressões, o acabamento das margens e a saúde periodontal geral. Pode ser necessária a colocação de margens intra-creviculares para cobrir partes da área ressecada da raiz. A margem da coroa deve ser apical ao fundo da câmara pulpar ou ao canal radicular que foi exposto pela ressecção, especialmente se estas estruturas não tiverem sido seladas com amálgama. Para evitar o impacto na largura biológica, as margens intra-creviculares para cobrir as estruturas do canal pulpar não devem estar a menos de 3 mm da crista alveolar. Isto pode necessitar de um alongamento adicional. Para preservar a estrutura dentária remanescente e encorajar uma restauração mais ajustada, recomenda-se uma preparação menos complicada, utilizando uma linha de acabamento de ponta de faca ou um chanfro. A preparação elimina as saliências residuais, raízes, lábios de furca ou componentes horizontais da furca. Nos molares superiores, isto inclui a eliminação de invasões de furca internas remanescentes.

N. Contornos da coroa e embrasures

Nos molares inferiores, a forma mais fiável de realizar este procedimento é utilizar a abordagem de hemisecção, na qual o dente é cortado ao meio através da coroa. Se ambas as partes do dente forem mantidas, é essencial que seja criado um espaço de embrasamento adequado entre as duas metades do dente, que permita a passagem de todos os dispositivos de higiene oral **(Figura 17)**. Quando um molar inferior é hemiseccionado e uma porção é extraída, a porção remanescente frequentemente serve como um pilar para uma ponte de três unidades. O contorno da restauração final deve ser uma linha que flui suavemente desde a área de contacto até à porção mais apical da preparação do dente.

As coroas que são colocadas em molares superiores que foram submetidos a ressecção radicular devem ser contornadas de uma forma específica para garantir que o paciente tem acesso para medidas de higiene oral. Quando uma raiz mesiovestibular ou distovestibular tiver sido ressecada, é necessário esvaziar os contornos da coroa na área coronal à área onde a raiz foi removida, de modo a que esteja disponível um acesso adequado para os procedimentos de higiene oral. Quando a raiz palatina tiver sido ressecada, é importante que a coroa seja recontornada sobre a área onde a raiz palatina estava anteriormente presente. Isto resulta numa coroa muito mais fina a nível bucopalatino, com ênfase num sulco que corre na superfície palatina média. Por outras palavras, a forma da coroa deste dente com uma ressecção da raiz palatina seria algo semelhante à observada num molar inferior estreito.[29]

Resumo

Todas as fases da medicina dentária clínica estão intimamente relacionadas com um objetivo comum: a preservação e manutenção da dentição natural saudável. Numa abordagem multidisciplinar integrada dos cuidados dentários, é lógico que o tratamento periodontal preceda os procedimentos de restauração final. Para que as restaurações sobrevivam a longo prazo, o periodonto deve permanecer saudável para que os dentes sejam mantidos. Para que o periodonto permaneça saudável, as restaurações devem ser geridas de forma crítica em várias áreas para que estejam em harmonia com os tecidos periodontais circundantes. O

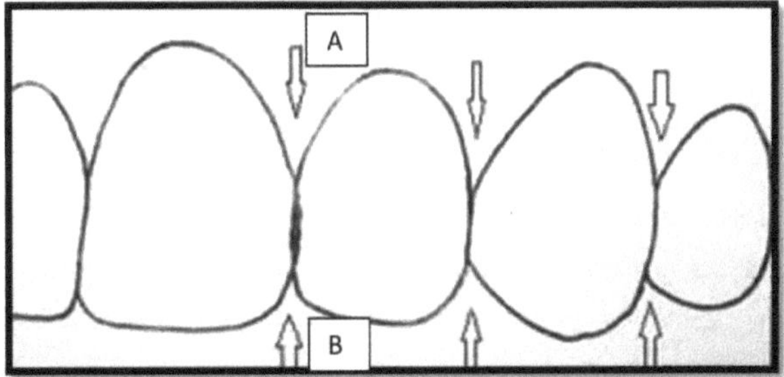

Figura 17 Embrasures- A- Embrasures gengivais, B- Embrasures Incisal/Occlusal.

A integração de considerações periodontais com o planeamento de restaurações é agora o padrão de cuidados. A comunicação direta e frequente entre o periodontista e o dentista responsável pela restauração é um pré-requisito para resultados previsíveis e satisfatórios.[29]

Capítulo 5

Inter-relações periodontais-ortodônticas

Introdução

O tratamento ortodôntico tem como objetivo proporcionar uma oclusão funcional e estética aceitável com movimentos dentários adequados. Assim, um periodonto saudável é essencial para esses movimentos, que estão fortemente relacionados à interação dos dentes com suas estruturas de suporte.[46] Em 1923, o Dr. Isador Hirschfeld, um periodontista, relatou que a posição dos dentes em sua relação espacial com o processo alveolar pode afetar a forma e a localização do periodonto.[47] Kingsley (1880) afirmou que a idade dificilmente é um fator limitante no que diz respeito à movimentação dentária, pelo que, hoje em dia, os ortodontistas tratam mais pacientes adultos.[48] O ortodontista deve ter um papel ativo no diagnóstico dos problemas periodontais antes de iniciar o tratamento ortodôntico. O ortodontista deve incorporar um exame periodontal superficial para uma simples triagem, que envolve sondagem dos dentes indicadores, avaliação da gengiva aderida e estudo de radiografias apropriadas.[49] Os defeitos periodontais podem ser tratados em vários estágios da terapia ortodôntica, dependendo do tipo de problema periodontal.[46]

A inter-relação periodonto-ortodôntica trata dos vários procedimentos periodontais que podem ser efectuados antes, durante ou após a terapia ortodôntica e que podem ajudar a obter resultados ortodônticos bem sucedidos. Os pacientes ortodônticos podem ser classificados em três categorias: 1. Paciente com boa saúde oral. 2. Paciente com doença periodontal e/ou perda de dentes permanentes. 3. Paciente com discrepâncias esqueléticas graves. Uma abordagem multidisciplinar envolvendo um ortodontista e um periodontista requer o tratamento de pacientes pertencentes à segunda categoria .[50]

Indicações para o tratamento combinado periodontal-ortodôntico

1. **Má oclusão**: Dentes apinhados e mal posicionados podem resultar numa má forma gengival. A sobremordida profunda é acompanhada de trauma na gengiva palatina maxilar e na gengiva labial mandibular.

2. **Defeitos ósseos**: Os defeitos ósseos são, por vezes, melhor tratados por uma abordagem interdisciplinar periodontal-ortodôntica do que por um tratamento periodontal isolado.

3. **Migração**: A migração dentária pode contribuir para uma maior degradação periodontal ao produzir alterações na oclusão. A migração dentária pode dever-se a traumatismos, periodontite agressiva, crescimento gengival excessivo e hábitos como o impulso da língua.

4. **Melhoria estética**: As migrações dentárias devidas a doenças periodontais obrigam o paciente a procurar tratamento ortodôntico.

Contra-indicações para o tratamento combinado periodontal-ortodôntico

1. Falta de controlo oclusal (traumatismo oclusal, hábitos parafuncionais) em indivíduos periodontalmente susceptíveis.

2. Na presença de doença periodontal ativa ou de destruição periodontal extensa existente, é contra-

indicada a movimentação dentária.

3.   Raiz curta ou reabsorção radicular idiopática.

Benefícios da terapia ortodôntica

A terapia ortodôntica pode proporcionar vários benefícios para o paciente periodontal adulto. Os seis factores seguintes devem ser considerados:[51]

1.   O alinhamento de dentes anteriores maxilares ou mandibulares apinhados ou mal posicionados permite ao paciente adulto um melhor acesso para limpar adequadamente todas as superfícies dos seus dentes. Isto pode ser uma enorme vantagem para os pacientes que são susceptíveis à perda óssea periodontal ou que não têm a destreza necessária para manter a sua higiene oral.

2.   O reposicionamento ortodôntico vertical dos dentes pode melhorar certos tipos de defeitos ósseos em pacientes periodontais. Muitas vezes, o movimento dentário elimina a necessidade de cirurgia óssea ressectiva.

3.   O tratamento ortodôntico pode melhorar a relação estética dos níveis das margens gengivais maxilares antes da dentisteria restauradora. O alinhamento ortodôntico das margens gengivais evita o recontorno gengival, que poderia exigir a remoção de osso e a exposição das raízes dos dentes.

4.   A terapia ortodôntica também beneficia o paciente com uma fratura grave de um dente anterior maxilar que requer erupção forçada para permitir uma restauração adequada da raiz. A erupção da raiz permite que a preparação da coroa tenha resistência e forma de retenção suficientes para a restauração final.

5.   O tratamento ortodôntico permite a correção de embrasures gengivais abertos para recuperar a papila perdida. Se estes espaços gengivais abertos estiverem localizados na região anterior do maxilar, podem ser inestéticos. Na maioria dos pacientes, estas áreas podem ser corrigidas com uma combinação de movimento radicular ortodôntico, remodelação dentária e restauração.

6.   O tratamento ortodôntico pode melhorar a posição dos dentes adjacentes antes da colocação de implantes ou da substituição de dentes. Isto é especialmente verdade para o paciente que tem dentes em falta há vários anos e que tem desvios e inclinações da dentição adjacente.

Resposta periodontal a vários movimentos dentários em 52 pacientes periodontalmente comprometidos

Extrusão: O movimento de um dente por extrusão envolve a aplicação de forças de tração em todas as regiões do ligamento periodontal para estimular a aposição marginal da crista óssea. Como o tecido gengival está ligado à raiz por tecido conjuntivo, a gengiva acompanha o movimento vertical da raiz durante o processo de extrusão. Da mesma forma, o alvéolo está ligado à raiz pelo ligamento periodontal e, por sua vez, é puxado pelo movimento da raiz. Durante o movimento ortodôntico do dente, é muito importante que os tecidos periodontais estejam numa situação de equilíbrio com o dente nas áreas cervicais. O movimento extrusivo do dente leva a um posicionamento coronal da inserção de tecido conjuntivo intacto e o defeito ósseo é superficial, ou seja, há uma redução dos defeitos e bolsas infra-ósseos **(Figura 18)**. Estas alterações na fixação e nos níveis ósseos são factores chave na verticalização dos molares inclinados **(Figura 19)**. A utilização de forças leves e bem controladas permite tratar mais facilmente os dentes fracturados e os defeitos hemiseptais.

Intrusão: A intrusão dentária ortodôntica utilizada em alguns pacientes é considerada um procedimento prejudicial que pode afetar negativamente os tecidos periodontais. Uma força intrusiva não controlada pode resultar em reabsorção radicular, distúrbios pulpares, osso alveolar

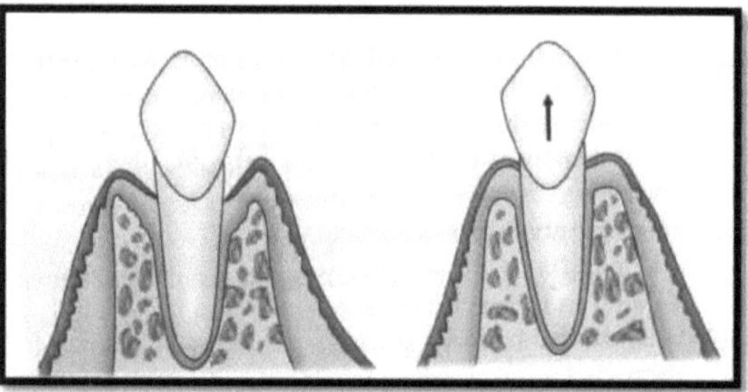

Figura 18 Extrusão que reduz o defeito infra-ósseo e a bolsa

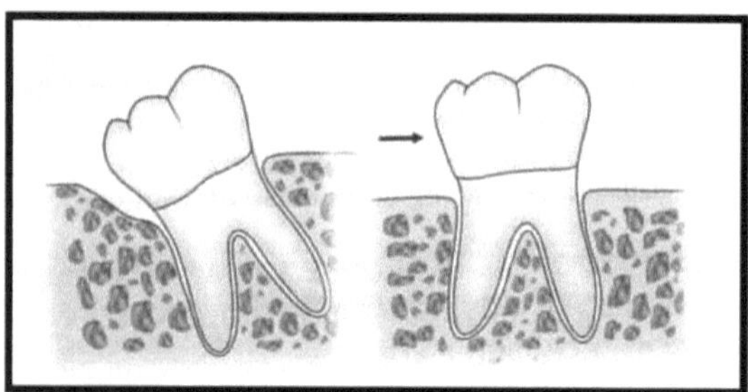

Figura 19 Colocação em posição vertical

reabsorção, uma tensão concentrada na parte apical do ligamento e/ou um aumento dos defeitos ósseos periodontais. Os movimentos intrusivos podem alterar a relação entre a conjunção cemento-esmalte e a crista alveolar, o que pode produzir uma ligação epitelial ao longo da raiz. De acordo com Kessler (1976), a intrusão de um dente periodontalmente envolvido que tenha extruído é uma possibilidade distinta e uma situação muito diferente da intrusão de um dente saudável não extruído.[53] A intrusão de um dente que tenha sido extruído devido ao envolvimento periodontal restabelecerá o plano oclusal correto e poderá produzir um maior nível ósseo. A intrusão é melhor conseguida quando é conseguida coincidindo com outro movimento, como o movimento lingual ou labial e não quando a mecânica é projectada para conseguir apenas uma depressão pura. A intrusão de incisivos em pacientes adultos com perda óssea marginal e sobremordida profunda tem sido descrita com reabsorção radicular variando de 1-3 mm. Sugere-se que a intrusão é melhor realizada com forças baixas (5-15g/dente) e deve ser efectuada apenas com uma boa saúde gengival.[54]

Movimento corporal: Acredita-se que a movimentação corporal de um dente para um defeito periodontal "transporta o osso" juntamente com o dente, resultando na melhoria do defeito. Isto poderia melhorar a posição do dente adjacente antes da colocação do implante ou da substituição do dente. Num estudo histológico relativo ao mesmo conceito, foi demonstrado que a deslocação do dente para um defeito infra-ósseo resultava numa longa fixação epitelial nas raízes, sem a criação de um novo aparelho de fixação.

Retração dos incisivos: A migração patológica dos dentes, especialmente na região dos dentes anteriores, é um sintoma concomitante frequente da periodontite avançada. Os incisivos superiores alongados e espaçados, com os correspondentes efeitos negativos no perfil e na postura dos lábios, conduzem frequentemente a um comprometimento considerável da estética dentofacial. Após a terapia periodontal inicial ter sido concluída, pode ser possível reposicionar os dentes palatalmente através da deformidade para a parede óssea palatina, eliminando assim a deformidade óssea e diminuindo significativamente a profundidade da bolsa O movimento lingual do dente resultará num aumento da espessura bucolingual do tecido no aspeto facial do dente, o que resulta na migração coronal da margem do tecido mole e, consequentemente, na diminuição da altura da coroa clínica. Portanto, é provável que a redução da recessão observada num dente anteriormente posicionado de forma proeminente, que foi movido para uma posição mais adequada no processo alveolar, também seja acompanhada de formação óssea. Consequentemente, em casos com gengiva fina causada pela posição proeminente dos dentes, não há necessidade de um procedimento de aumento gengival antes do movimento dentário ortodôntico. Tampouco, no caso de um defeito do tipo recessão, deve ser realizado um procedimento cirúrgico mucogengival, visando o recobrimento radicular, antes da terapia ortodôntica. A recessão, assim como a deiscência, pode diminuir como consequência da movimentação lingual do dente para uma posição mais adequada dentro do osso alveolar e, se ainda estiver indicada nessa época, o procedimento cirúrgico terá maior previsibilidade de sucesso do que se fosse realizado antes da movimentação dentária.

Proclinação do incisivo: A inclinação descontrolada em todos os casos causa forças pesadas na crista alveolar, resultando na destruição grave da ligação epitelial e na perda óssea da crista. A inclinação controlada também produz forças pesadas no ligamento periodontal, uma vez que o fulcro se desloca cada vez mais apicalmente com o aumento da quantidade de perda óssea. Tem sido sugerido que a proclinação dos incisivos inferiores resulta em recessão gengival. A proclinação é, no entanto, uma alternativa valiosa à extração, especialmente quando se considera a estética facial em pacientes adultos. O movimento facial dos dentes, por outro lado, resultará numa espessura reduzida de tecido mole e osso e, consequentemente, numa altura reduzida da porção gengival livre e num aumento da altura da coroa clínica. No entanto, defeitos do tipo recessão não se desenvolverão desde que o dente seja movimentado dentro do envelope do processo alveolar. O movimento dentário ortodôntico, por si só, não causará recessão dos tecidos moles, mas a gengiva fina que se desenvolve como resultado do movimento dentário facial pode servir como fator predisponente para defeitos dos tecidos moles na presença de placa bacteriana e/ou trauma causado por técnicas de escovagem dentária inadequadas. Com base nessas observações, deve-se, portanto, considerar o aumento cirúrgico da espessura buco-lingual do tecido mole antes do tratamento ortodôntico.

Os vários procedimentos periodontais que podem ser necessários em pacientes ortodônticos podem ser classificados em 3 fases, como descrito na **Tabela 2.**

1. Preorthodontic phase
- Reduction of marginal infection
  - plaque control, scaling, root debridement
  - new attachment procedures

- Augmentation of soft tissue volume
  - free mucosal graft, connective tissue graft

- Improvement of oral hygiene status
  - caries therapy
  - temporary restorations

- Elimination of functional disorders
  - → therapeutic position of mandible

2. Orthodontic phase
- findings-oriented biomechanics
- continuous monitoring of periodontal health

3. Postorthodontic phase
- retention > 6 months
- periodontal re-evaluation
- definitive restorative therapy
- recall schedule

Tabela 2 Sistemática das medidas de tratamento periodontal-ortodôntico em adultos.[55]

Procedimentos periodontais a efetuar antes da terapia ortodôntica

1. Terapia periodontal pré-ortodôntica: A fase inicial do tratamento periodontal envolve profilaxia oral profissional e um programa individualizado de cuidados em casa. Pode ser recomendada a utilização de uma escova de dentes a pilhas, de um aparelho sónico ou de um water pik para pacientes com capacidade de cuidados domiciliários comprometida. O planeamento da raiz e o desbridamento subgengival são realizados para minimizar a inflamação, a hemorragia, a supuração e para melhorar a saúde gengival. A fase inicial do tratamento dura normalmente cerca de 3 meses.

2. Cirurgia óssea pré-ortodôntica:

Crateras ósseas: São defeitos de duas paredes em que as paredes remanescentes são as paredes vestibular e lingual e a perda de inserção ocorre nas superfícies mesial e distal das raízes adjacentes. As crateras ósseas normalmente não melhoram com o tratamento ortodôntico, exceto algumas crateras pouco profundas (4-5 mm de profundidade de bolsa). O tratamento potencial para os defeitos interproximais é a cirurgia óssea ressectiva, que envolve a remodelação do defeito e aumenta a capacidade de manter essas áreas durante o tratamento ortodôntico. A terapia cirúrgica é decidida pelo periodontista, dependendo de vários factores, como a resposta do paciente ao tratamento inicial, a resistência periodontal do paciente, a localização do defeito e a previsibilidade de manter os defeitos de forma não cirúrgica enquanto o paciente estiver a usar aparelhos ortodônticos .[46]

Defeitos intra-ósseos de 3 paredes: O objetivo final da terapia periodontal é não só reverter o processo da doença, mas também regenerar o periodonto. Os rápidos desenvolvimentos neste campo específico estão a levar-nos a atingir o objetivo final da terapia regenerativa periodontal. Os defeitos de três paredes são passíveis de redução de bolsas com a terapia periodontal regenerativa. Os enxertos ósseos, juntamente com a utilização de membranas reabsorvíveis ou não reabsorvíveis, têm sido muito bem sucedidos no preenchimento de defeitos de três paredes.[56,57] A utilização de enxertos ósseos na terapia periodontal pode ser rastreada até ao trabalho de Hegedus (1923).[58] Como os auto-enxertos são considerados o padrão de ouro, vários investigadores desenvolveram técnicas para obter auto-enxertos para utilização em defeitos periodontais. Os aloenxertos foram introduzidos na terapia periodontal em 1976.[59] Libin et al (1975) foram os primeiros a relatar a utilização de aloenxertos ósseos liofilizados descalcificados corticais e esponjosos (DFDBA) em humanos.[60] Na década de 1960, foi preparado e utilizado o primeiro Xenograft Boplant. No final da década de 1980, foram desenvolvidos vários materiais sintéticos, denominados aloplastos **(Tabela 3).** As membranas GTR, juntamente com o enxerto ósseo, também podem ser utilizadas para isolar o defeito e bloquear o crescimento do epitélio, favorecendo assim a regeneração do periodonto. Anteriormente, eram utilizadas membranas de barreira não reabsorvíveis (os materiais de primeira geração), que exigiam uma segunda intervenção cirúrgica para a sua remoção, nomeadamente, folha de alumínio fina, millipore (filtro de etilcelulose), d-PTFE (politetrafluoroetileno denso), e-PTFE (politetrafluoroetileno expandido), materiais de barragem de borracha, etc. Mais tarde, foram introduzidas membranas bio-absorvíveis (os materiais de segunda geração) para eliminar a necessidade de um segundo procedimento cirúrgico e a morbilidade potencial a ele associada. Estes materiais incluem folha de alumínio fina, millipore, d PTFE, e-PTFE, materiais de dique de borracha, etc. Se, após o procedimento regenerativo periodontal, o paciente permanecer periodontalmente estável durante os próximos 3 a 6 meses[46] , a fase ortodôntica da terapia pode ser iniciada.

- Defeitos de furca: As lesões de furca precisam de atenção especial, pois são as mais difíceis de manter e podem piorar durante a terapia ortodôntica. Esses pacientes precisam ser mantidos em um cronograma de 2-3 meses **(Tabela 4)**.

Graft Materials	Approximate resorption time
I) AUTOGENOUS GRAFT	
i. Iliac crest	3-6 months
ii. Tibial plateau	3-6 months
iii. Mandibular symphysis	4-8 months
iv. Bone shavings from adjacent areas of surgical site or from the buccal shelf / ascending ramus	3-7 months
II) ALLOGRAFT	
i. FDBA	6-15 Months
ii. Irradiated cancellous bone	4-12 Months
iii. DFDBA	2-4 months
III) ALLOPLAST	
i. Osteograft	18-36 months
ii. Osteogen	4-10 months
iii. Cerasorb	4-12 months
IV) XENOGRAFT	
i. BioOss	15-30 months
ii. PepGen P-15	18-36 months

Table 3   Materiais de enxerto utilizados para o tratamento de defeitos intra-ósseos de três paredes[46]

Furcation Defect (Grade)	Clinical Presentation	Radiographic Presentation	Treatment
I	Incipient or Early stage of Furcation involvement	May not be visible radiographically	Conservative periodontal therapy, odontoplasty
II	Cul-de-sac with a definite horizontal component	May or may not visible radiographically	Localized flap procedures with bone grafts and resorbable GTR membranes, with odontoplasty and osteoplasty
III	Buccal and lingual cumulative probing dimensions are greater than buccal/lingual dimension of the tooth at the furcation orifice. Furcation is not visible clinically	Visible radiographically	Open flap curettage, regenerative procedures. Advance cases: hemi-section, root resection or even extraction and replacement with an implant

Table 4   Classificação dos defeitos de furca e sua gestão[46]

iii. Cirurgia gengival pré-ortodôntica

Recessão gengival e recobrimento radicular: A recessão gengival é caracterizada pelo deslocamento da margem gengival apicalmente, a partir da junção cemento-esmalte, e pela exposição da superfície radicular ao ambiente oral. Para um paciente, a recessão gengival cria normalmente um problema estético e o medo da perda de dentes devido à destruição progressiva, podendo também estar associada a hipersensibilidade da dentina e/ou cáries radiculares e desgaste cervical. Foi encontrada uma forte correlação entre a gravidade e a extensão da recessão gengival e a história passada de tratamento ortodôntico, e foi sugerido que o movimento dentário ortodôntico, especialmente para além da placa alveolar vestibular ou lingual, pode levar à recessão gengival. Sugere-se também que as áreas de mínima gengiva aderida devem ser avaliadas pelo periodontista antes de iniciar qualquer tratamento ortodôntico. Os dentes com menos de 2 mm de gengiva podem necessitar de enxerto. No entanto, existem alguns factores que devem ser considerados para tomar esta decisão. O periodontista pode sondar estas áreas de gengiva fina e estreita para verificar a fixação e o nível ósseo. Os dentes com deiscência subjacente são mais propensos a recessão e perda de fixação. Outros factores como os cuidados domiciliários, a inflamação gengival e a direção do movimento dentário proposto influenciarão a decisão de enxertar áreas de gengiva mínima. As áreas de recessão e exposição radicular podem ser cobertas de forma previsível com várias técnicas de enxerto.[61] Atualmente, o enxerto de tecido conjuntivo tornou-se o procedimento de eleição, para cobrir as raízes desnudadas. O procedimento de enxerto gengival livre é muito previsível, cria uma fonte adequada de gengiva aderente, reduz a possibilidade de recessão futura, elimina o frénulo aberrante e melhora a saúde da área afetada. Este procedimento é mais frequentemente efectuado antes do início do tratamento ortodôntico.

Alongamento da coroa: Em alguns casos ortodônticos, em que o comprimento da coroa clínica é pequeno, o alongamento da coroa deve ser efectuado com gengivectomia, antes dos procedimentos de colagem ortodôntica. No caso de pacientes com coroas clínicas mais pequenas na arcada mandibular, o retalho reposicionado apicalmente em combinação com a gengivectomia pode ser efectuado para o alongamento da coroa. O retalho deslocado apicalmente aumenta a largura da gengiva anexa, pelo que, juntamente com a gengivectomia, proporciona melhores resultados para o alongamento da coroa no caso dos dentes mandibulares.

II. Procedimentos periodontais a efetuar durante/após a terapia ortodôntica:

Terapia de manutenção periodontal: Durante a terapia ortodôntica, os pacientes devem seguir rigorosamente as instruções de higiene oral, escovagem e auxiliares interdentários, por exemplo, utilização de escova ortodôntica, super fio dentário, etc. O ortodontista deve verificar a eficácia da remoção da placa bacteriana e realçar a sua importância entre as consultas. O periodontista deve efetuar uma avaliação periódica e um check up periodontal. Após a terapia ortodôntica, os pacientes devem ser motivados a manter uma boa higiene oral e devem fazer exames dentários de rotina.

Fiberotomia: A tendência para a recidiva existe numa percentagem bastante elevada de más oclusões tratadas e é maior nas correcções por rotação. As fibras principais do ligamento periodontal e as fibras supra-alveolares são as duas entidades dos tecidos moles que influenciam a estabilidade dos dentes tratados ortodonticamente. Swanson investigou a incidência de recidiva e concluiu que a quantidade de recidiva rotacional é diretamente proporcional à severidade da rotação original. Em outras palavras, quanto mais severamente rotacionado um dente estiver antes do tratamento, mais severa será a recidiva rotacional. Várias investigações clínicas e histológicas indicam que a maior força de recidiva num dente rotacionado parece estar nas fibras supracrestais. Campbell et al documentaram a contribuição das fibras supracrestais na recidiva rotacional, como evidenciado pelo efeito da Fiberotomia Supracrestal Circunferencial (CSF).[62]

A técnica CSF consiste em inserir um bisturi no sulco gengival e cortar a ligação epitelial que envolve os dentes envolvidos. A lâmina também transecta as fibras transeptais interdentalmente, entrando no espaço do ligamento periodontal. Os pensos cirúrgicos não são indicados e a cicatrização clínica está normalmente completa dentro de 7-10 dias. Mais tarde, Edwards (1970)[63] relatou uma técnica cirúrgica simples e eficaz para aliviar a influência das fibras supracrestais, que presumivelmente têm na recidiva rotacional. As opções de tratamento para reduzir a ocorrência de recidiva rotacional podem incluir:

a. Correção completa ou sobre-correção de dentes rodados b. Retenção estável a longo prazo com retentores linguais colados c. Fibrotomia

Frenotomia / Frenectomia: O frénulo anormal e a tração muscular têm sido considerados prejudiciais para a saúde periodontal, afastando a margem gengival do dente e contribuindo assim para a acumulação de placa bacteriana e de cálculo, levando à inflamação e à formação de bolsas. Hirschfield (1939) é pioneiro, pois foi o primeiro a chamar a atenção para a inserção marginal do frénulo como um fator etiológico na doença periodontal e recomendou a sua excisão.[64] Os diastemas da linha média da maxila são relativamente simples de serem fechados durante o tratamento ortodôntico, mas o frênulo anormal pode resultar em recidiva. Vários procedimentos cirúrgicos para aprofundar o vestíbulo, bem como para reduzir a altura dos anexos frenais, foram desenvolvidos como medidas terapêuticas preventivas. Nos casos de diastema da linha média com baixa inserção frenal, é recomendada a realização de frenotomias / frenectomias após o fechamento do diastema, pois a cicatriz cirúrgica formada após a cirurgia pode inibir o fechamento do diastema. A remoção cirúrgica do frênulo labial maxilar deve ser adiada para depois do tratamento ortodôntico, a menos que o tecido impeça o fechamento do espaço ou se torne doloroso e traumatizado. Corn (1964)[65] descreveu detalhadamente o procedimento clássico de frenotomia e afirmou que "um frênulo espesso resiste às forças ortodônticas e é responsável pela recidiva do fechamento do espaço após as forças ortodônticas".

Frenotomia: é a remoção parcial do frénulo para deslocar a fixação do frénulo, de modo a criar e aumentar a zona de gengiva aderente entre a margem gengival e o frénulo. Frenectomia: é a remoção completa do frénulo, incluindo a sua fixação ao osso subjacente. Um outro procedimento para eliminar a alegada recidiva é a técnica de z-plastia, que não remove o frénulo, mas que se destina a relaxar a tração do frénulo do tecido mole interdentário.

Gengivectomia/Gingivoplastia: Em alguns casos ortodônticos, a excisão gengival é efectuada antes, durante ou após a terapia ortodôntica. O aumento da gengiva pode dever-se a uma má higiene oral, a um crescimento excessivo da gengiva induzido por medicamentos ou a uma erupção passiva alterada. As opções de tratamento para os alargamentos gengivais incluem: Gengivectomia e Gengivoplastia. A gengivectomia foi um dos procedimentos cirúrgicos mais importantes na terapia periodontal desde os anos 1930 até ao início dos anos 1960. Foi extensivamente relatada por Kirkland, que é considerado o "Pai da Gengivectomia"[66] . É a excisão do tecido gengival que cria um ambiente favorável para a cicatrização gengival e restauração do contorno gengival.[57] Se a gengiva aumentada inclui um componente fibrótico significativo que não sofre retração após a destartarização e o alisamento radicular, ou é de tal dimensão que obscurece a deposição nas superfícies dentárias e interfere com o acesso às mesmas, então a gengivectomia pode ser o tratamento de escolha que provavelmente produzirá um resultado satisfatório em pacientes submetidos a terapia ortodôntica. A gengivoplastia é a remodelação plástica da gengiva na ausência de bolsas para criar contornos gengivais fisiológicos. A gengivoplastia também foi realizada para eliminar as fissuras e invaginações gengivais resultantes do fechamento ortodôntico dos sítios de extração, que possivelmente levavam à recidiva da terapia. As relações das margens gengivais dos dentes anteriores são cruciais para um sorriso estético e qualquer discrepância nas margens gengivais pode ser corrigida pela gengivoplastia após o tratamento ortodôntico.

Corticotomia: Este procedimento tem sido utilizado há quase um século para auxiliar os movimentos dentários em ortodontia. Este procedimento cirúrgico envolve a elevação de retalhos vestibulares e linguais de espessura total e a colocação de sulcos ósseos verticais que se estendem desde imediatamente abaixo das margens interproximais do osso alveolar até para além dos ápices dos dentes e, em seguida, sulcos horizontais para ligar os cortes verticais. O aparelho ortodôntico é então ativado imediatamente após a cirurgia. No entanto, a recessão gengival pode ser um risco deste procedimento.

Procedimento ortodôntico osteogénico acelerado periodontalmente (PAOO): Wilcko et al (2001) introduziram a terapia ortodôntica cirúrgica que incluía a estratégia inovadora de combinar a cirurgia de corticotomia com a técnica de enxerto ósseo alveolar, referida como Ortodontia Osteogénica Acelerada (AOO) e, mais recentemente, como Ortodontia Osteogénica Periodontalmente Acelerada (PAAO).[67,68] A abordagem convencional da corticotomia consiste na elevação de retalhos muco-periosteais de espessura total, seguida de incisões corticais com uma broca e colocação do enxerto nos locais que necessitam de expansão óssea para uma movimentação ortodôntica adequada dos dentes. A aceleração significativa da movimentação dentária ortodôntica tem sido amplamente relatada após uma combinação de descorticação alveolar selectiva e cirurgia de enxerto ósseo, sendo esta última responsável pelo aumento do alcance da movimentação dentária e pela melhoria a longo prazo do Periodonto. A descorticação selectiva expõe o material de enxerto aos espaços medulares, o que ajuda na atividade osteoblástica e nas condições osteopénicas do alvéolo que potenciam o efeito desmineralizador das forças ortodônticas. A cirurgia PAOO é realizada durante a semana seguinte à colocação dos brackets ortodônticos e à ativação do fio da arcada. São realizadas decorticações alveolares selectivas faciais e linguais, utilizando cortes de corticotomia circunscritos e penetrações intra-alveolares.

III. Terapia de manutenção periodontal após terapia ortodôntica

Após a conclusão do tratamento ortodôntico, deve ser obrigatório que o paciente faça uma manutenção periodontal durante, pelo menos, 6 meses após a descolagem do aparelho ortodôntico, para uma remodelação óssea adequada e um estreitamento do espaço periodontal. Deve ser efectuada uma reavaliação radiográfica pelo periodontista para avaliar as necessidades periodontais adicionais.

Resumo

A preparação periodontal, ou seja, a educação e motivação do paciente, a manutenção correta da higiene oral, o acompanhamento periodontal regular e certos procedimentos periodontais adjuvantes antes, durante e após a terapia ortodôntica podem ajudar o ortodontista a obter resultados mais estáveis e esteticamente aceitáveis. A saúde periodontal é essencial para qualquer forma de tratamento dentário. Os doentes adultos submetidos a terapia ortodôntica ativa devem receber instruções regulares de higiene oral e de manutenção periodontal, de modo a manter um tecido gengival saudável durante o tratamento. É obrigatório o acompanhamento próximo do adulto com suporte periodontal reduzido. Em conclusão, o movimento ortodôntico em adultos pode ser realizado tanto no periodonto saudável como no doente, com poucos efeitos prejudiciais (reabsorção radicular), desde que sejam utilizadas forças fisiológicas, que a inflamação periodontal seja controlada e que seja mantida uma higiene oral meticulosa durante a terapia ativa. Com esta compreensão básica das inter-relações periodontico-ortodônticas, o clínico pode então trabalhar de acordo com o interesse do paciente.[69]

Capítulo 6

Inter-relações periodontais-prostodônticas

Introdução

O conceito de tratamento periodontal-prostodôntico foi introduzido na Suécia na década de 1970[70] . A relação entre a saúde periodontal e a restauração dos dentes é íntima e inseparável. Para que a restauração sobreviva a longo prazo, o periodonto deve estar saudável para que os dentes sejam mantidos. O estabelecimento da saúde periodontal é, por conseguinte, um pré-requisito para o sucesso dos procedimentos protéticos e restauradores[2] . Para facilitar esta colaboração, o prostodontista deve não só apreciar as implicações periodontais de vários procedimentos, mas também conhecer os tipos de biótipos gengivais, a topografia óssea, os efeitos oclusais e as suas implicações na escolha do pilar. A reconstrução correta da anatomia dentária é um dos principais objectivos do tratamento protético. A restauração da forma e função do dente permite o funcionamento das estruturas da articulação temporomandibular, resultando em saúde e melhorando a qualidade de vida do paciente. Além disso, facilita a mastigação e a higiene oral, preservando a fisiologia periodontal e propiciando a longevidade clínica da restauração.[18]

Princípios do tratamento periodontal-prostodôntico

Gestão de doentes e sequência de tratamento na terapia perio-prostética

Tal como acontece com qualquer procedimento avançado de restauração, a seleção adequada do doente é fundamental. O envolvimento direto do paciente ao longo das fases clínicas do tratamento e durante a fase de manutenção é um pré-requisito para um resultado bem sucedido. A colaboração do doente é da maior importância; os doentes não só têm de compreender e apreciar o que lhes é pedido durante o tratamento, como também têm de assumir a responsabilidade pelo controlo da placa bacteriana efectuado pelo próprio e pelos cuidados gerais com a prótese.

A gestão do paciente perio-protético consiste no seguinte

[70] sequência

1) Exame de base/diagnóstico/ prognóstico/motivação do doente

2) Plano de tratamento preliminar/terapia inicial

3) Reexame após três a seis meses

4) Plano de tratamento definitivo/terapia corretiva:

i. Extração de dentes sem esperança e substituição por uma ponte provisória

ii. Cirurgia periodontal para eliminação de bolsas e/ou alongamento de coroas

iii. Terapia periodontal de suporte durante três a seis meses

iv. Reavaliação

v. Fornecimento da última ponte de arco cruzado

5) Terapêutica de manutenção (três a seis meses de recolha).

A doença periodontal deve ser eliminada antes do tratamento protético pelas seguintes razões

1. As margens das restaurações cobertas por gengiva inflamada encolhem após o tratamento periodontal. Assim, para localizar e determinar corretamente a margem gengival da restauração, a posição da margem gengival saudável e estável deve ser estabelecida antes da preparação do dente.

2. A posição dos dentes é frequentemente alterada na doença periodontal. A resolução da inflamação e a regeneração das fibras do ligamento periodontal após o tratamento fazem com que os dentes se movam novamente, muitas vezes voltando à sua posição original.

3. A inflamação do periodonto prejudica a capacidade dos dentes pilares de satisfazerem as exigências funcionais que lhes são impostas.

4. As próteses parciais construídas com base em moldes feitos a partir de impressões da gengiva doente e da mucosa edêntula não se adaptam corretamente quando a saúde periodontal é restabelecida. Quando a inflamação é eliminada, o contorno da gengiva e da mucosa adjacente é alterado. A contração cria espaços sob os pônticos das pontes fixas e as áreas de sela das próteses removíveis, resultando novamente na acumulação de placa bacteriana.

5. A mobilidade dentária e a dor interferem com a mastigação e a função dos dentes restaurados.

A massagem gengival é aconselhada ao paciente para uma melhor cicatrização após a extração. Assim, o tratamento e os cuidados periodontais pré-protéticos devem criar um ambiente gengivomucoso saudável e a topografia óssea necessária para o funcionamento correto das restaurações unitárias, próteses fixas e próteses parciais removíveis.

Cirurgia periodontal pré-protética

O procedimento que tem por objetivo tratar a condição periodontal e preparar a boca para a terapia estética, restauradora e protética subsequente é designado por cirurgia periodontal pré-protética. Isto inclui:

• Alongamento da coroa

• Aumento da crista

Cirurgia de alongamento da coroa

O procedimento cirúrgico para expor a coroa clínica adequada para evitar a colocação da margem da coroa na área da largura biológica é chamado de cirurgia de alongamento da coroa.

A largura biológica é definida como a dimensão do tecido mole, que está ligado à porção do dente coronal à crista do osso alveolar. Este termo foi baseado no trabalho de Gargiulo et al (1961)[14] , que descreveu as dimensões e a relação da junção dentogengival em humanos. O comprimento médio da inserção do tecido conjuntivo é de 1,07 mm e do epitélio juncional é de 0,97 mm, o que faz com que a largura biológica total seja de 2,04 mm **(Figura 20).**

Importância da largura biológica

Se a margem restauradora for colocada numa área de largura biológica, haverá inflamação, formação de bolsas e perda de osso da crista para restabelecer a largura biológica.

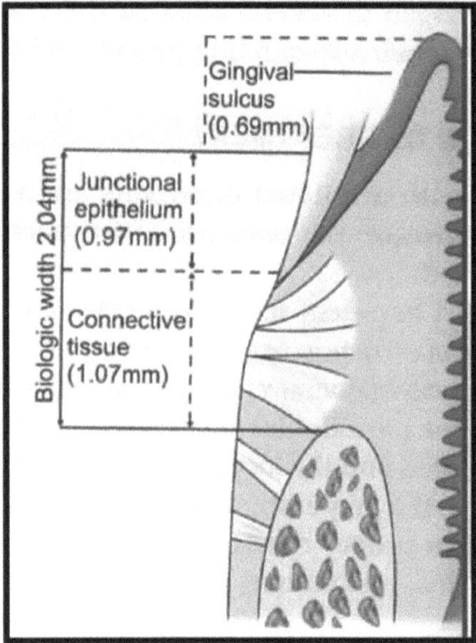

Figura 20 O conceito de largura biológica[14]

17 **Indicações para a cirurgia de alongamento da coroa**[17]

- Melhoria estética na presença de erupção passiva retardada

- Dentes com cárie subgengival, fratura ou ambos.

- Comprimento da coroa clínica inadequado para retenção

- Altura gengival desigual/ inestética

- Coroas clínicas curtas

A cirurgia de alongamento da coroa é um procedimento de ressecção utilizado para induzir a recessão cirurgicamente. Envolve várias técnicas, incluindo gengivectomia ou gengivoplastia ou retalhos posicionados apicalmente, que podem incluir a ressecção óssea. Quando estão presentes deformidades ósseas, a ressecção óssea e os retalhos posicionados apicalmente teriam a dupla vantagem de reduzir as profundidades de sondagem e expor a estrutura dentária para terapia de restauração.

Deve existir uma distância de, pelo menos, 3 mm entre a extensão apical da restauração e a crista do osso alveolar. Este espaço permite que haja espaço suficiente para as fibras de colagénio supracrestal, bem como para proporcionar uma fenda gengival de 2-3 mm. Nevins e Skurow (1984) também descreveram a importância de uma dimensão biológica de 3 mm que separa a crista óssea por uma distância segura da placa associada às margens da coroa.[36]

Procedimentos de alongamento da coroa[71]

1. Gengivectomia com bisel externo

Quando existe gengiva aderida mais do que suficiente e não há envolvimento ósseo.

2. Gengivectomia com bisel interno

Quando a zona de gengiva aderida é insuficiente, com ou sem necessidade de correção de anomalias ósseas. Nesses casos, a gengivectomia com bisel externo removeria toda ou a maior parte da gengiva aderida, deixando apenas a mucosa alveolar. Se for necessária a correção de uma patologia óssea, o retalho deve ser sempre biselado internamente, de modo a expor o osso alveolar de suporte.

3. Retalho posicionado apicalmente com o recontorno ósseo

A técnica do retalho posicionado apicalmente com recontorno ósseo (ressecção) pode ser utilizada para expor a estrutura dentária sólida. Pode ser efectuada em caso de fratura do dente ou de cárie dentária subgengival. Como regra geral, pelo menos 4 mm de estrutura dentária sã devem ser expostos coronalmente para cobrir 2-3 mm da raiz, deixando assim apenas 1-2 mm de estrutura dentária sã localizada supragengivalmente.[72]

Indicação: Alongamento da coroa de vários dentes num quadrante ou sextante da dentição.

Contraindicação: Alongamento cirúrgico da coroa de dentes isolados na zona estética.

4. Erupção dentária forçada

A movimentação dentária ortodôntica pode ser utilizada para a erupção de dentes em adultos. Se forem utilizadas forças eruptivas moderadas, todo o aparelho de inserção mover-se-á em uníssono com o dente. O dente deve ser extruído numa distância igual ou ligeiramente maior do que a porção de estrutura dentária sã que será exposta no tratamento cirúrgico subsequente. Depois de o dente ter atingido a posição pretendida e ter sido estabilizado, é efectuado um recontorno ósseo com retalho de espessura total para expor a estrutura radicular sólida. Por razões estéticas, é importante que os níveis de osso e tecido mole nos dentes adjacentes permaneçam inalterados. A erupção dentária forçada também pode ser utilizada para nivelar e alinhar as margens gengivais e as coroas dos dentes para obter uma harmonia estética. Em vez de utilizar procedimentos cirúrgicos para posicionar apicalmente as margens gengivais dos dentes normais não afectados ao nível do dente com recessão ou desalinhamento ortodôntico, o dente mal posicionado ou com recessão é erupcionado ao nível dos dentes normalmente posicionados. Todo o aparelho de inserção e a junção dentogengival seguirão a raiz do dente à medida que este é movido coronalmente.

Indicação: Alongamento da coroa em locais onde a remoção da inserção e do osso dos dentes adjacentes deve ser evitada. A técnica de erupção forçada também pode ser utilizada como meio de reduzir a profundidade da bolsa em locais com defeitos ósseos angulares. O defeito ósseo angular no dente problemático pode ser reduzido enquanto o nível de fixação na superfície do dente adjacente permanece inalterado.

Contraindicação: A técnica de erupção forçada requer a utilização de aparelhos ortodônticos fixos. Assim, em pacientes com poucos dentes restantes, deve ser selecionada uma abordagem alternativa para o alongamento da coroa.

Técnica: Os brackets ortodônticos são colados ao dente problemático e aos dentes adjacentes e são combinados com um fio de arco. Pode ser utilizado outro tipo de sistema mecânico, colocando uma barra ou fio de calibre pesado em sulcos preparados nos dentes adjacentes e sobre o dente problemático. Um elástico de força é amarrado do braquete ao fio da arcada (ou à barra), que puxa o dente coronalmente. Se a maior parte da estrutura da coroa estiver perdida, é necessária uma terapia de canal. Um pilar colocado no canal radicular é equipado com um elástico de potência, que também é unido ao fio da arcada. A direção do movimento do dente deve ser cuidadosamente verificada para garantir que o dente problemático não é inclinado ou movido em direção às superfícies dentárias adjacentes.

5. Erupção dentária forçada com fibrotomia

Se a fibrotomia for efectuada durante o procedimento de erupção dentária forçada, o osso da crista e a margem gengival são mantidos na sua localização pré-tratamento e a interface dente-gengiva nos dentes adjacentes não é alterada.[73] A fibrotomia é realizada com o uso de um bisturi em intervalos de 7 a 10 dias durante a erupção forçada para cortar as fibras do tecido conjuntivo supracrestal, impedindo assim que o osso da crista siga a raiz na direção coronal.

Indicação: Alongamento da coroa em locais onde é importante manter a localização da margem gengival nos dentes adjacentes.

Contraindicação: A fibrotomia não deve ser utilizada em dentes associados a defeitos ósseos angulares ou dentes com erupção ectópica.

Técnica: A técnica é semelhante à descrita para o procedimento de erupção dentária forçada. A fibrotomia é realizada uma vez a cada 7-10 dias durante a fase de erupção dentária forçada.

Aumento da crista

Estes procedimentos corrigem a perda excessiva de osso alveolar que por vezes ocorre na região anterior. Esta perda óssea excessiva complica a reconstrução protética, uma vez que um grande espaço pode resultar num pôntico longo ou num espaço entre a extremidade apical do pôntico e o rebordo reabsorvido. Estes defeitos ósseos podem ocorrer na direção coronoapical, bucolingual ou em ambas as direcções. A técnica do rolo de Abrams (1980)[74] gere a perda moderada de tecido na direção vestibulolingual **(Figura 21)**. A porção enrolada do retalho dividido palatino aumenta o rebordo na direção vestibular. Se o defeito do rebordo for mais extenso, pode ser colocado tecido conjuntivo subepitelial dador do palato no túnel criado no local recetor. As incisões verticais nas duas extremidades do defeito e um túnel feito nas direcções horizontal e vertical criam um local recetor que proporciona um excelente fornecimento de sangue ao tecido dador. Este tecido é posicionado com suturas intestinais a partir do lado palatino. O aumento vertical obtido com esta cirurgia proporciona um excelente ambiente de tecido mole para uma restauração fixa estética. Em defeitos maiores, podem ser colocados enxertos ósseos sob a forma de um bloco monocortical utilizando parafusos de fixação.

Considerações periodontais em prótese total e prótese parcial removível

1. Materiais de impressão

Em geral, não foi demonstrado que os materiais de impressão de silicone, polissulfureto e hidrocolóide completamente fixados (tanto reversíveis como irreversíveis) causem quaisquer reacções tecidulares prejudiciais. A principal preocupação com o hidrocolóide reversível é a possibilidade de queimar tecidos moles se o material não tiver sido condicionado à temperatura correta. O catalisador dos materiais de silicone é conhecido por ser quimicamente irritante. Deve ter-se o cuidado de não deixar inadvertidamente qualquer material de impressão, especialmente o tipo de base de borracha, na fenda gengival. Esse material de impressão residual pode provocar uma reação de corpo estranho com graves implicações periodontais.[75]

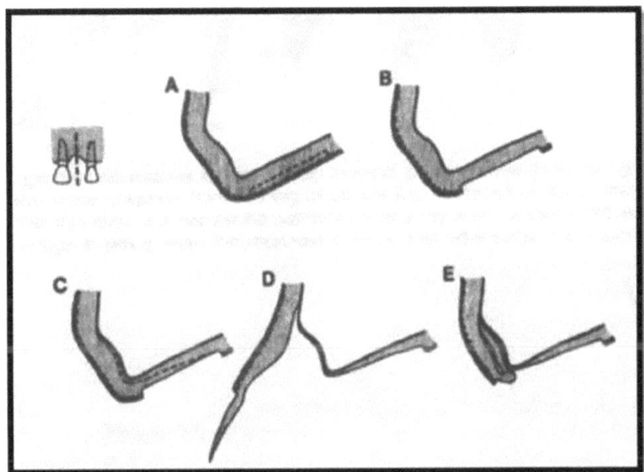

Figura 21 A técnica do rolo para aumento do rebordo (Abrams 1980)[74]. A. Elevação do retalho sobre a área deformada. B. Desepitelização no lado palatino do defeito. C. É feita uma incisão de espessura dividida. D. O retalho de espessura dividida é elevado. E. O retalho destituído da cobertura epitelial é enrolado sob o retalho dividido vestibular.

2. Conceção da prótese

Os componentes da prótese parcial removível devem ser concebidos e fabricados de forma a que a gengiva não seja afetada pela prótese. Os conectores principais nas regiões maxilar e mandibular são mantidos a 6 e 3 mm, respetivamente, da margem gengival. As próteses parciais removíveis que cobrem o tecido gengival favorecem a acumulação de placa bacteriana.

3. Materiais de prótese

O polimetacrilato de metilo é o material mais comummente utilizado para as bases de dentaduras. A inflamação crónica, ou estomatite por dentadura, sentida por alguns doentes na mucosa por baixo das dentaduras foi atribuída a uma reação alérgica aos componentes do plástico da base da dentadura. Alguns dos componentes (polímero, peróxido de benzoílo, hidroquinona ou o pigmento corante) podem, de facto, causar individualmente irritação química. Por conseguinte, os polímeros incompletamente curados podem causar alguma inflamação nos tecidos orais. As próteses parciais que são usadas de noite e de dia induzem mais formação de placa do que as usadas apenas durante o dia. A presença de próteses parciais amovíveis induz não só alterações quantitativas na placa dentária, mas também alterações qualitativas que promovem o desenvolvimento de espirilas e espiroquetas.[42]

4. Ligas de estrutura de prótese parcial

Observou-se que alguns doentes desenvolveram estomatite de contacto das mucosas, dermatite geral ou combinações das duas. As reacções variaram de graves a ligeiras. Os culpados predominantes nestas ligas têm sido o níquel, embora o cobalto e o crómio também tenham sido responsáveis em algumas ocasiões.

Considerações periodontais na prótese parcial fixa

O objetivo ideal do trabalho protético deve ser o de tornar as condições adjacentes às coroas e pontes unitárias fixas tão favoráveis como as dos dentes naturais e não iniciar processos patológicos que possam pôr em risco a longevidade dos dentes pilares.

Alguns factores a ter em conta são:

1. Preparação do dente em relação à margem gengival

2. Controlo gengival para a realização de impressões

3. Contorno da restauração

4. Superfície oclusal

5. Conceção pôntica

6. Cimentação

7. Materiais de impressão

1. Preparação do dente em relação à margem gengival

As margens salientes contribuem para a doença periodontal, proporcionando locais ideais para a acumulação de placa bacteriana e alterando o equilíbrio ecológico da área do sulco gengival para um que favoreça o crescimento de organismos associados à doença. A localização da margem gengival da restauração está diretamente relacionada com o estado de saúde periodontal. Orkin et al. (1987)[38] demonstraram que as restaurações subgengivais tinham uma maior probabilidade de sangrar e de apresentar recessão gengival do que as restaurações supragengivais. As margens localizadas subgengivalmente estão associadas a grandes quantidades de placa, gengivite mais grave e bolsas mais profundas. Deve-se ter cuidado para não ferir os tecidos gengivais durante a preparação subgengival do dente, especialmente quando a gengiva é fina e delicada. Quando existe um mínimo de gengiva aderida, é mais provável que as lesões causem recessão. A ligação epitelial é a mais vulnerável a todas as estruturas de suporte e o trauma processual pode iniciar a sua migração apical e resultar em periodontite ou recessão gengival. Na preparação da coroa, deve ser seguido um princípio geral básico:

• Deve ser removida estrutura dentária suficiente para que exista uma área cervical definida para acomodar uma restauração que reconstrua a anatomia do dente em harmonia com o ambiente dentário e periodontal

• As linhas de acabamento subgengivais devem terminar pelo menos 0,5 mm antes da fixação epitelial.

• Os instrumentos rotativos podem ferir gravemente ou obliterar a gengiva, resultando em contornos de tecido mole esteticamente pobres, o que pode causar problemas na manutenção da saúde periodontal

• O tipo de linha de acabamento subgengival que está a ser formada está relacionado com o potencial de trauma gengival. Uma linha de acabamento de ombro pode ser estabelecida subgengivalmente, mantendo todo o diâmetro do instrumento rotativo dentro dos contornos periféricos do dente

• A formação de chanfros e ombros biselados requer que parte do diâmetro do instrumento rotativo esteja localizado fora dos contornos periféricos do dente, com maior potencial de trauma gengival.

2. Controlo gengival para a realização de impressões

Para a preparação subgengival, margem que se estende até à profundidade apropriada no sulco, o tecido gengival deve ser protegido da abrasão. A gestão dos tecidos é conseguida com cordões de retração gengival do tamanho apropriado para conseguir o deslocamento necessário. A eletrocirurgia também pode ser utilizada para remover qualquer tecido sobreposto no processo de retração. Um elétrodo de ponta de fio fino é mantido paralelo ao dente e contra a margem no sulco e movido através do tecido saliente, abrindo a margem e o cordão de retração para acesso visual.

3. Contornos

As coroas e restaurações demasiado contornadas tendem a acumular placa bacteriana e a impedir os mecanismos de auto-limpeza da bochecha, lábios e língua adjacentes. Os contactos proximais inadequados ou mal localizados e a incapacidade de reproduzir a anatomia protetora normal das cristas marginais oclusais e dos sulcos de desenvolvimento conduzem à impactação de alimentos. Os contornos faciais e linguais das restaurações também são importantes para a preservação da saúde gengival. Nos doentes em que a doença periodontal faz com que a margem gengival fique numa posição muito mais apical do que quando estava saudável, os contornos faciais e linguais tornam-se ainda mais significativos. Neste caso particular, a protuberância no contorno facial da coroa, que normalmente seria subgengival, aparece supragengivalmente. Nos defeitos de furca das classes III e IV, é importante que a restauração seja contornada de forma a facilitar o acesso para a higiene oral. Nestes casos, é importante enfatizar o sulco médio-facial da coroa de modo a que este sulco seja confluente com a furca. Os contornos da coroa que promovem uma resposta favorável dos tecidos seguem as seguintes diretrizes[76]

(1) Os contornos bucal e lingual são planos

(2) Os espaços de embrasamento devem ser abertos

(3) Os contactos devem ser altos (Incisal um terço) e vestibulares para a fossa central (exceto entre o primeiro e o segundo molares)

(4) As furcações devem ser "caneladas" ou em forma de cano".

4. Superfície oclusal

As superfícies oclusais devem ser concebidas para direcionar as forças mastigatórias ao longo do eixo dos dentes. A anatomia da superfície oclusal deve proporcionar sulcos marginais bem formados e canais oclusais para evitar a impactação interproximal de alimentos. Assim, as restaurações que não se adaptam aos padrões oclusais da boca causam desarmonias oclusais que podem ser prejudiciais para os tecidos periodontais de suporte.

5. Conceção pôntica

De um ponto de vista periodontal, os pônticos em pontes fixas representam um problema higiénico. Por conseguinte, ao conceber os pônticos, devem ser cumpridos os seguintes requisitos:

(a) Todas as superfícies devem ser lisas, polidas e convexas. Os pontos de soldadura devem ser polidos.

(b) Os pônticos devem ser construídos de forma a permitir medidas de higiene oral adequadas. Principalmente, não deve haver contacto entre a superfície inferior e os tecidos moles, a embrasura deve ser ampla e a forma do pôntico deve ser convexa na direção vestibulolingual e mesio-distal. Existem quatro designs de pônticos: sanitário, ridge-lap, ridgelap modificado e pôntico ovado. As principais diferenças entre os quatro desenhos de pônticos estão relacionadas com a estética e o acesso para procedimentos de higiene. A forma da superfície inferior do pôntico determina a facilidade com que a placa bacteriana e os resíduos alimentares podem ser removidos. Os pônticos sanitários e ovados têm superfícies inferiores convexas que facilitam a limpeza, ao passo que os desenhos ridge-lap e ridgelap modificado têm superfícies côncavas que são mais difíceis de aceder com o fio dentário. O pôntico ovado tem uma função periodontal importante ao manter a papila interdentária junto aos dentes pilares após a extração. Becker et al (1981)[76] afirmam que o desenho do rebordo modificado na região posterior e o desenho do rebordo virado para a região anterior oferecem um contacto mínimo com os tecidos, um valor cosmético aceitável, um suporte de verificação adequado e acessibilidade para uma higiene oral adequada. Este desenho permitirá uma limpeza mecânica da superfície inferior e das superfícies interproximais do pôntico com uma escova interdentária.

(c) Os espaços de embrasamento devem ser suficientemente grandes para permitir uma certa auto-limpeza e a passagem da madeira.

(d) A mesa oclusal deve ter a mesma largura que a dos dentes pilares, e as superfícies de alimentação do pôntico devem estar em harmonia com as dos pilares.

6. Cimentação

A restauração deve ser colocada o mais próximo possível da preparação do dente durante a cimentação. Uma linha de cimento mínima na margem reduz a formação de placa bacteriana. Todo o excesso de cimento deve ser removido do sulco após a cimentação. As partículas de cimento retidas causam inflamação gengival. Quando as restaurações se estendem abaixo da margem gengival, as partículas de cimento dentro do sulco são frequentemente ignoradas e podem causar danos aos tecidos periodontais.[29]

7. Materiais de impressão

Têm sido relatadas respostas gengivais inflamatórias relacionadas com a utilização de ligas contendo níquel em restaurações dentárias. As cerâmicas de vidro e as facetas de porcelana oferecem uma clara vantagem sobre qualquer outro tipo de material de restauração na manutenção da saúde gengival. O seu ajuste marginal fino resulta numa linha de cimento fina, o que diminui a irritação gengival. Mais importante ainda, os tecidos respondem mais às diferenças na rugosidade da superfície do material do que à composição do material.

Além disso, a superfície não porosa da porcelana não permite que as bactérias adiram significativamente.[42]

Manutenção periodontal no paciente protético

O doente deve ser instruído para avaliar periodicamente a eficácia dos seus cuidados domiciliários. Os agentes reveladores de placa são normalmente utilizados para este fim. No entanto, a coloração prolongada da mucosa oral/margens da restauração, das unhas ou do lavatório são frequentemente efeitos secundários indesejáveis deste procedimento e constituem factores de dissuasão motivacionais. O doente deve receber instruções escritas sobre os cuidados, a limpeza e a manutenção da prótese.

1. Prótese parcial fixa (FPD)

• **Limpeza mecânica:** O desbridamento microbiano do terço apical ou colo da coroa tem sido enfatizado na dentição natural ou restaurada intracoronalmente, porque essa área representa o principal local de atividade microbiana que é prejudicial para o dente e o seu periodonto. A técnica de escovagem dentária Charters **(Figura 22)** é útil na limpeza da superfície gengival do pôntico a partir do aspeto facial. Os filamentos podem ser direcionados para baixo do pôntico para limpar a superfície gengival. Para a remoção da placa bacteriana das margens proximais da coroa, é necessária a utilização de um limpador interdentário para alcançar o terço médio da superfície mesial e distal do dente. Os auxiliares específicos indicados para a limpeza proximal dos dentes dependem do tamanho dos espaços gengivais entre as coroas e da destreza manual do paciente. O super-fio dentário é utilizado para remover a placa bacteriana e os resíduos soltos entre o pilar e o pôntico **(Figura 23)**. Com dentífrico, o fio dentário é utilizado com uma pressão moderada na superfície inferior da gengiva do pôntico para remover a placa bacteriana. O enfiador de fio dentário é utilizado para posicionar o fio ou a tira de gaze à volta de um pilar e sob a prótese fixa.

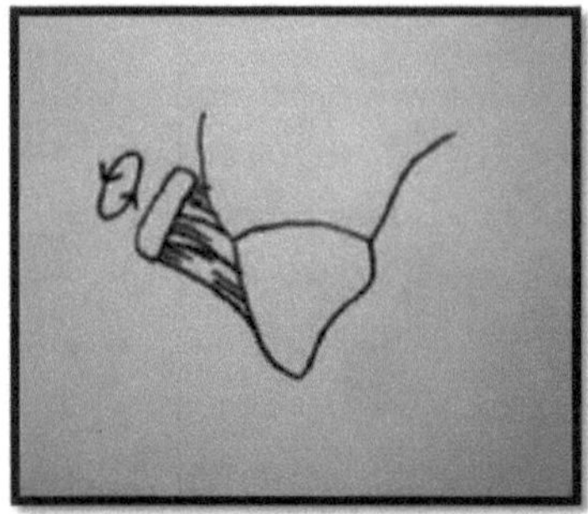

Figura 22 Método Charters. As cerdas são pressionadas lateralmente contra os dentes e a gengiva e a escova é activada com movimentos circulares curtos ou para trás e para a frente.

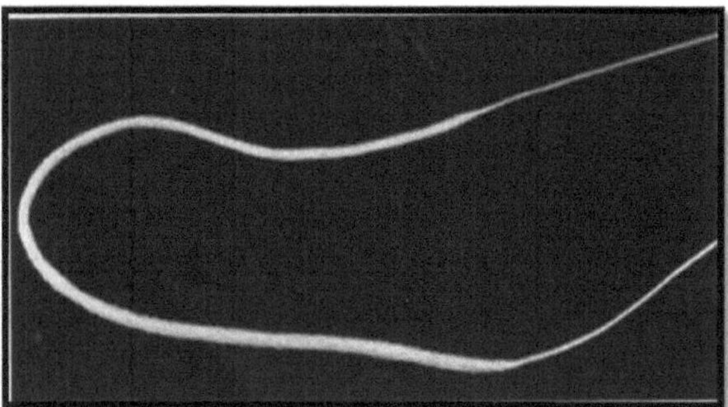

Figura 23 Superfloss

O fio de tricotar também pode ser utilizado para o mesmo efeito. As escovas interdentais e as escovas de tufo simples também são utilizadas para a limpeza de áreas interproximais. Para a limpeza das margens da coroa adjacentes a embrasures extremamente grandes ou pônticos sanitários, as escovas de tufos unitários são preferíveis aos produtos de limpeza com escovas de garrafa.

• Um dentífrico não abrasivo é indicado para evitar a possibilidade de abrasão quando os pônticos ou as coroas são feitos de acrílico. Os dentífricos que contêm flúor são importantes para a proteção das superfícies dentárias remanescentes, particularmente o cemento exposto. Os preparados de flúor acidulado e os elixires bucais anti-placa à base de clorexidina são contra-indicados para laminados de porcelana.[77]

• **Irrigadores orais:** Em dentições com restaurações fixas excessivas que muitas vezes proporcionam um acesso interproximal inferior ao ideal para auxiliares de higiene oral, a remoção de detritos com um irrigador oral pode ser recomendada como primeiro passo. Um jato de água pulsante é útil para remover alimentos alojados entre as coroas e por baixo dos pônticos. Ao remover os alimentos e os detritos, o acesso à escova de dentes e a outros auxiliares para a remoção da placa bacteriana é facilitado. No entanto, os irrigadores de água não são capazes de remover uma quantidade apreciável de placa bacteriana das superfícies dentárias, pelo que se recomenda a escovagem dos dentes com um dentífrico não abrasivo para evitar a possibilidade de abrasão quando os pônticos ou as faces das coroas são feitos de acrílico[78] **(Figura 24).**

2. Próteses parciais removíveis e próteses completas

• Deve ser utilizada uma escova de dentadura separada para a limpeza de próteses removíveis **(Figura 25).** Estas são escovas especialmente concebidas com um grupo de tufos numa disposição redonda grande que permite o acesso à superfície de impressão mais fina e curva da prótese. O segundo grupo de tufos está disposto de modo a formar uma escova retangular para uma adaptação conveniente às superfícies polidas e oclusais da prótese. Estas escovas têm filamentos de extremidade redonda. A gengiva edêntula sob a prótese amovível é limpa com uma escova de dentes macia assistida manualmente/potentemente e com massagem digital.

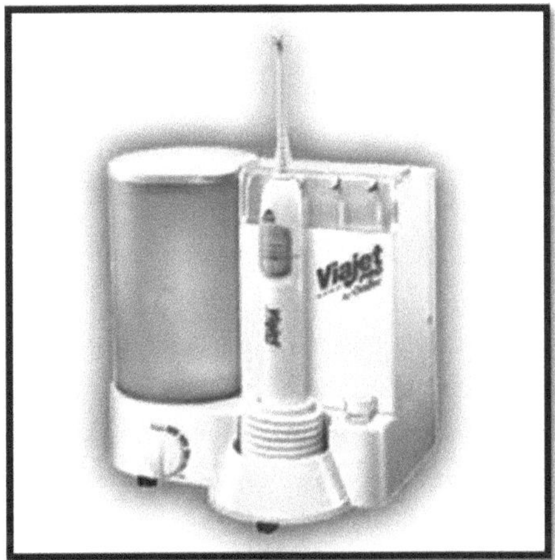

Figura 24 Irrigador oral com bomba e reservatório incorporados.

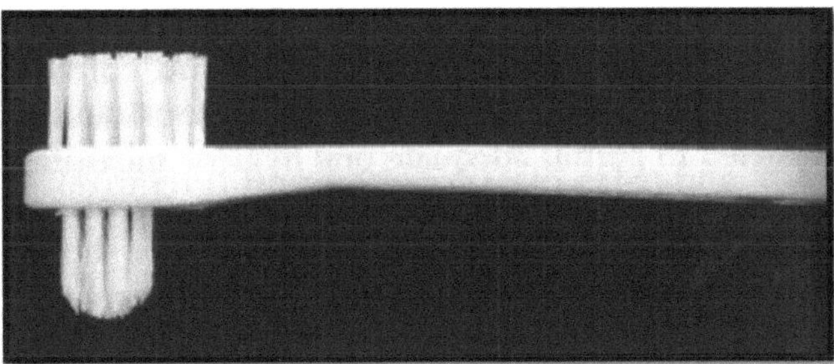

Figura 25 Escova de dentadura

• A escova assistida também pode ser utilizada, mas não em relação aos fechos intrincados das próteses amovíveis.

• Os movimentos curtos de escovagem minimizam ainda mais o risco de apanhar um gancho com a escova. Deve ser utilizado um dentífrico abrasivo para maximizar o efeito de limpeza.

- Todos os detritos e resíduos de dentífrico na prótese devem ser cuidadosamente escovados com água corrente antes de voltar a colocar o aparelho. Isto evita a irritação da mucosa oral. Pode ser utilizada uma solução comercial de limpeza de próteses para complementar, mas não para substituir, o desbridamento mecânico. O copolímero de cetil dimeticona inibe a formação de placa bacteriana e de manchas na superfície das próteses acrílicas.

- Recomenda-se a utilização de escovas cilíndricas estreitas e cónicas especialmente concebidas, com cerca de 2 polegadas de comprimento, que possam ser adaptadas à superfície interna dos fechos. A pega de uma prótese parcial não deve ser demasiado apertada, caso contrário pode dobrar ou fraturar o fecho ou a barra. O enchimento parcial do lavatório com água ou o revestimento do lavatório com uma toalha de rosto é necessário para evitar acidentes que provoquem a quebra da prótese.

Horário de recuperação: O horário individual para cada paciente é determinado com base em informações relevantes recolhidas durante a fase de tratamento ativo, tais como a complexidade das reconstruções protéticas, a atividade de cárie, a taxa de formação de placa bacteriana e de cálculo, o nível de competências manuais e de motivação e o estado de saúde geral e periodontal.

Resumo

As restaurações dentárias e a saúde periodontal estão inseparavelmente inter-relacionadas. Existe uma associação estreita entre a restauração iatrogénica e a periodontite destrutiva e existem várias razões para as restaurações se tornarem iatrogénicas, como a violação da largura biológica, as margens das restaurações, o contorno das restaurações, os materiais utilizados e o contacto oclusal, uma vez que têm um impacto biológico crítico nos tecidos gengivais e periodontais de suporte. A mais frequente destas situações são as margens salientes das restaurações.[79] A saúde dos tecidos periodontais depende de uma prótese corretamente concebida. As restaurações salientes e os contactos interproximais abertos devem ser abordados e corrigidos durante a fase de controlo da doença da terapia periodontal. As margens das restaurações devem permanecer coronais à margem gengival livre, mas a colocação de margens subgengivais é muitas vezes inevitável. No entanto, deve ter-se o cuidado de envolver o mínimo possível do sulco. Uma invasão mínima no tecido subgengival pode levar a efeitos deletérios no periodonto e à colocação de margens profundas da gengiva no dente, muitas vezes levando a uma resposta inflamatória mais pronunciada induzida pela placa. Se as margens da restauração tiverem de ser colocadas perto da crista alveolar, deve ser considerada a cirurgia de alongamento da coroa ou a extrusão ortodôntica para proporcionar uma estrutura dentária adequada, assegurando simultaneamente a integridade da largura biológica.[71] Os pônticos da prótese fixa devem ser construídos em contacto com os tecidos sem pressão. A área de contacto deve ser mínima, com os espaços de embrasuraure abertos tanto quanto possível. Uma coexistência saudável entre as restaurações dentárias e as estruturas circundantes deve ser o objetivo do dentista consciencioso e a expetativa do paciente informado.

Capítulo 7

Inter-relações periodonto-cirurgia oral

Introdução

A cirurgia oral ocupa-se do diagnóstico e tratamento das afecções orais das estruturas dos maxilares e da boca que requerem intervenção cirúrgica. Esta especialidade está relacionada com a remoção cirúrgica de dentes e o tratamento de doenças, deformidades e defeitos dos maxilares e estruturas associadas. Embora a relação da cirurgia oral com as especialidades médicas, a prótese dentária e a ortodontia seja muito falada, não existe muita literatura disponível sobre a relação entre a periodontia e a cirurgia oral.

Relação cirurgia perio-oral

Durante a realização de procedimentos cirúrgicos na região maxilofacial, é provável que o cirurgião lesione as estruturas de suporte dos dentes, como a gengiva, o periodonto e o osso alveolar, levando à retenção de placa bacteriana, gengivite, formação de bolsas e perda de osso alveolar.[80] Assim, a relação entre a cirurgia perio-oral torna-se muito importante para uma prática clínica bem sucedida. Podemos dividir a relação entre a cirurgia perio-oral em duas rubricas principais:

1. Lesão inadvertida do periodonto durante procedimentos cirúrgicos orais

2. Disseminação da infeção durante os procedimentos cirúrgicos orais

Lesão inadvertida do periodonto durante procedimentos cirúrgicos orais

Os procedimentos cirúrgicos orais mais comuns que podem causar lesões inadvertidas no periodonto incluem

1. Remoção de um dente impactado

2. Fixação de aparelhos de fixação maxilo-mandibular nos dentes

1. Remoção de um dente impactado: A remoção de um dente impactado é considerada um procedimento importante para os cirurgiões maxilofaciais. Embora tenha sido dada muita importância à prevenção das principais complicações pós-operatórias, como a fratura da mandíbula, a dor, o inchaço, a infeção, o trismo, etc., o maior risco periodontal na cirurgia oral é o desenvolvimento de uma bolsa distal nos segundos molares após a extração de

terceiro molar impactado. Os danos iatrogénicos na gengiva do segundo molar inferior são uma complicação frequentemente negligenciada. Durante a cirurgia de impactação, os tecidos moles gengivais periféricos podem ser danificados na elevação do retalho, durante a remoção do osso ou a secção do dente com instrumentos rotativos. A perda da faixa frequentemente fina de gengiva queratinizada do segundo molar predispõe o paciente à dor. O defeito ósseo induzido cirurgicamente associado à remoção da impacção exacerba os problemas acima mencionados.[80] Quando o dente não está irrompido, a parte distal do segundo molar é frequentemente adjacente à borda anterior do ramo ascendente, com quase nenhum colar disto-bucal de gengiva queratinizada clinicamente evidente. Apenas uma fina faixa de gengiva queratinizada (geralmente com menos de 1 mm de largura) pode ser notada na face vestibular do dente. Nesses casos, a reflexão do retalho e a remoção do terceiro molar inferior impactado ocasionalmente levam à destruição da pouca gengiva aderida que estava presente antes da cirurgia. O rompimento da inserção gengival do segundo molar e a destruição do frágil colar gengival fixado causam uma perda imediata da profundidade vestibular devido à tração das inserções do músculo bucinador no retalho. Este facto impede frequentemente a reinserção cervical da gengiva no segundo molar, dificultando a cicatrização da gengiva não queratinizada remanescente, o que leva à retenção de placa bacteriana, inflamação e formação de bolsas, exigindo secundariamente uma terapia periodontal. Normalmente, a profundidade de sondagem periodontal do segundo molar ou os níveis de inserção permanecem inalterados ou melhoram após a remoção do terceiro molar. Para indivíduos com periodonto saudável no segundo molar no pré-operatório, a indicação para a remoção do terceiro molar tem de ser avaliada cuidadosamente, uma vez que estes indivíduos têm um risco acrescido de agravamento da profundidade de sondagem ou dos níveis de inserção após a remoção do terceiro molar.[81] O tratamento da bolsa periodontal na superfície distal do segundo molar é efectuado através da cirurgia do molar distal **(Figura 26, 27).**

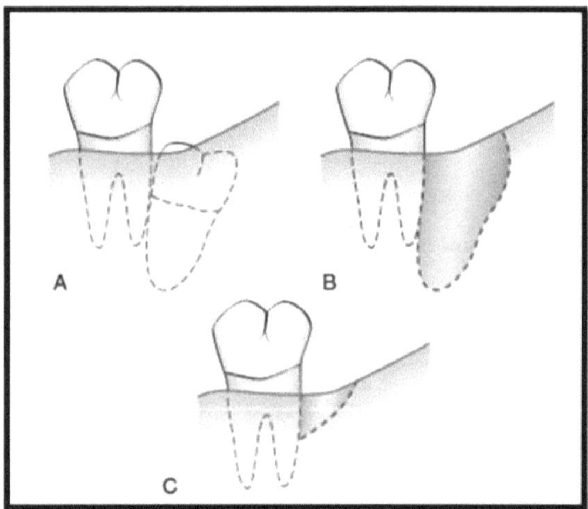

Figura 26 A, Impactação de um terceiro molar distal a um segundo molar com pouco ou nenhum osso interdentário entre os dois dentes. **B,** A remoção do terceiro molar cria uma bolsa com pouco ou nenhum osso distal ao segundo molar. Isto leva frequentemente a um defeito ósseo vertical distal ao segundo molar **(C).**

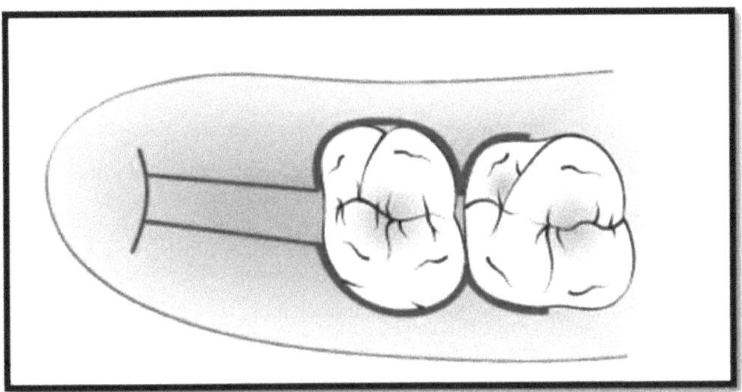

Figura 27 Desenho típico de incisão para um procedimento cirúrgico distal ao segundo molar.

2. Fixação do aparelho de fixação maxilomandibular nos dentes:

O objetivo da fixação maxilomandibular (FMM) é proporcionar a estabilização indireta de fracturas da maxila, mandíbula ou ambas. A passagem de fios e a presença da barra de arco no colo do dente causam lesões no periodonto. A fixação prolongada da maxila e da mandíbula também leva a um estado de higiene oral deficiente, o que agrava ainda mais a condição. Embora o fio de ilhós de hera seja uma boa alternativa, alguns fios têm de ser passados através do colo dos dentes, o que provoca lesões no periodonto e dificulta a manutenção da higiene oral. Tem algumas limitações, como o facto de não poder ser utilizado em fracturas severamente deslocadas e impactadas, uma vez que não é possível realizar uma tração elástica. Outra alternativa pode ser a utilização de parafusos transalveolares. Esta alternativa tem muitas vantagens, incluindo uma maior adesão do doente, uma melhor higiene oral e uma menor taxa de infeção, além de não haver penetração dos fios através da gengiva.

Disseminação da infeção durante os procedimentos cirúrgicos orais

Como a incidência de doenças periodontais é muito elevada num país em desenvolvimento como a Índia, um doente que necessite de uma intervenção cirúrgica maxilofacial pode também sofrer de alguma doença periodontal. Assim, as probabilidades de propagação da infeção do periodonto infetado para o local da cirurgia são elevadas. Regra geral, deve ser efectuada uma profilaxia oral completa antes de qualquer intervenção cirúrgica oral. Quando se pretende efetuar extracções múltiplas, devem extrair-se primeiro os dentes maxilares para que não caiam partículas de cálculo nas cavidades de extração mandibulares recentes. Sempre que a remoção de um quisto ou tumor justifique a extração do dente envolvido, deve ser feita uma profilaxia oral prévia para que os detritos do dente extraído não contaminem a área cirúrgica.

A pericoronite é uma das condições mais comuns em que o doente é encaminhado para o cirurgião oral ou para o periodontista. A operculectomia só deve ser efectuada em impacções de tecidos moles em que não haja impedimento à erupção do dente, quer do osso adjacente, quer do dente, caso contrário deve procurar-se a remoção do dente impactado.

Aumento neoplásico (tumores gengivais)

Tumores benignos da gengiva

i.   **Epúlide:** É um termo genérico utilizado clinicamente para designar todos os tumores discretos e massas tumorais da gengiva. Serve para localizar o tumor mas não para o descrever. A maioria das lesões designadas por "epulis" são inflamatórias e não neoplásicas.

ii.   **Fibroma:** Os fibromas da gengiva surgem do tecido conjuntivo gengival ou do ligamento periodontal. São tumores esféricos, de crescimento lento, que tendem a ser firmes e nodulares, mas podem ser moles e vasculares. Os fibromas são normalmente pedunculados. Os fibromas duros da gengiva são raros; a maioria das lesões diagnosticadas clinicamente como "fibromas" são alargamentos inflamatórios.

iii.   **Papiloma.** Os papilomas são proliferações benignas do epitélio de superfície que, em muitos casos, mas não em todos, estão associadas ao papilomavírus humano (HPV). Os papilomas gengivais aparecem como protuberâncias solitárias semelhantes a verrugas ou couve-flor **(Figura 28).** Podem ser pequenos e discretos ou largos, elevações duras com superfícies minuciosamente irregulares.

iv.   **Granuloma periférico de células gigantes.** As lesões de células gigantes da gengiva surgem interdentalmente ou a partir da margem gengival, ocorrem mais frequentemente na superfície labial e podem ser sésseis ou pedunculadas. O seu aspeto varia desde massas lisas e regularmente delineadas até protuberâncias multilobuladas de forma irregular com indentações na superfície **(Figura 29).** Em alguns casos, o granuloma de células gigantes da gengiva é localmente invasivo e causa a destruição do osso subjacente **(Figura 30).** A remoção completa leva a uma recuperação sem intercorrências.

v.   **Cisto gengival.** Os quistos gengivais de proporções microscópicas são comuns, mas raramente atingem um tamanho clinicamente significativo. Quando isso acontece, eles aparecem como alargamentos localizados que podem envolver a gengiva marginal e anexa. Os cistos ocorrem nas áreas dos caninos e pré-molares inferiores, mais frequentemente na superfície lingual. São indolores, mas, com a expansão, podem causar erosão da superfície do osso alveolar.

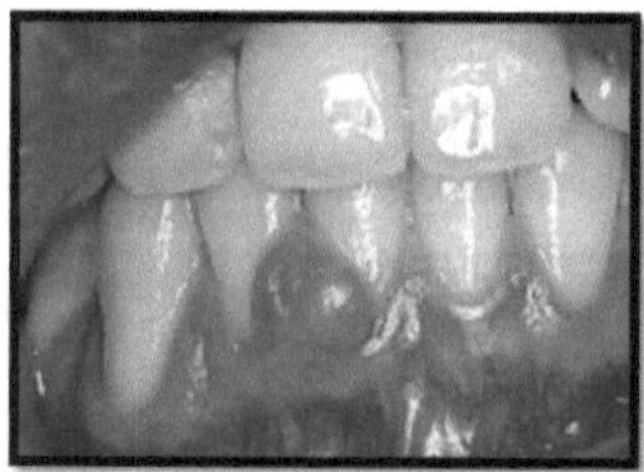

Figura 28 Papiloma da gengiva

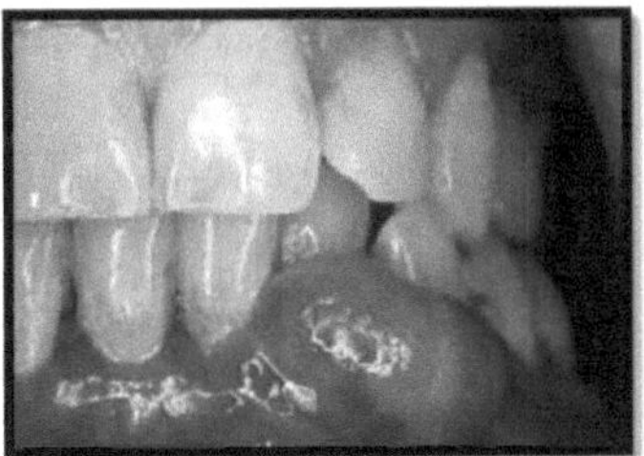

Figura 29 Granuloma gengival de células gigantes.

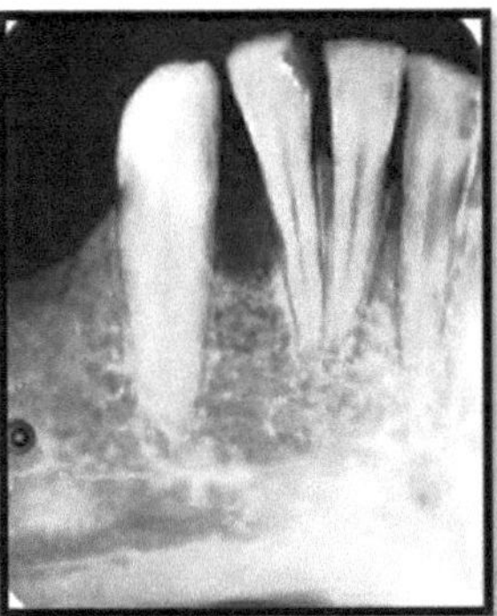

Figura 30 Destruição óssea no espaço interproximal entre o canino e o incisivo lateral causada pela extensão de um granuloma reparador de células gigantes periférico da gengiva.

Tumores malignos da gengiva

i. **Carcinoma de células escamosas:** é o tumor maligno mais comum da gengiva. Pode ser exofítico, apresentando-se como um crescimento irregular, ou ulcerativo, aparecendo como lesões planas e erosivas. Muitas vezes não apresenta sintomas, passando despercebido até se complicar por alterações inflamatórias que podem mascarar a neoplasia mas causar dor; por vezes torna-se evidente após a extração dentária. Essas massas são localmente invasivas, envolvendo o osso subjacente e o ligamento periodontal dos dentes adjacentes e a mucosa adjacente **(Figura 31).**

ii. **Melanoma maligno.** O melanoma maligno é um tumor oral raro que tende a ocorrer no palato duro e na gengiva maxilar de pessoas idosas. É normalmente pigmentado de forma escura e é frequentemente precedido por pigmentação localizada. Pode ser plano ou nodular e caracteriza-se por um crescimento rápido e metástases precoces. Surge a partir de melanoblastos na gengiva, bochecha ou palato.

Considerações periodontais na realização de procedimentos cirúrgicos orais

Extração atraumática de dentes infectados: Os dentes devem ser extraídos de forma atraumática para conservar o osso alveolar. Se for necessário remover o osso para evitar a fratura de um dente ou do alvéolo, é melhor remover o dente através de uma abordagem lingual ou palatina para conservar a placa óssea vestibular remanescente. O desafio extremo de conservar os tecidos moles e duros da crista surge quando o dente a ser extraído está fracturado ou cariado ao nível das margens gengivais ou da crista óssea. O desenho dos retalhos de tecido mole e os planos de ressecção óssea devem ser cuidadosamente pensados para evitar a formação de uma deformidade no rebordo residual cicatrizado. Os elevadores cirúrgicos e os fórceps devem ser utilizados com extrema precaução nestas condições.

Gestão pós-extração da área do alvéolo: Os alvéolos de extração devem ser inspeccionados cuidadosamente para detetar qualquer sinal de infeção depois de os dentes ou as raízes remanescentes terem sido removidos. O tecido granulomatoso deve ser curetado para o remover da sua fixação às paredes ou à base dos alvéolos, e a área deve ser cuidadosamente irrigada para garantir a remoção de todos os detritos e espículas ósseas soltas. Anteriormente, o médico costumava aplicar pressão na crista do alvéolo para comprimir o rebordo do osso alveolar. Mas este

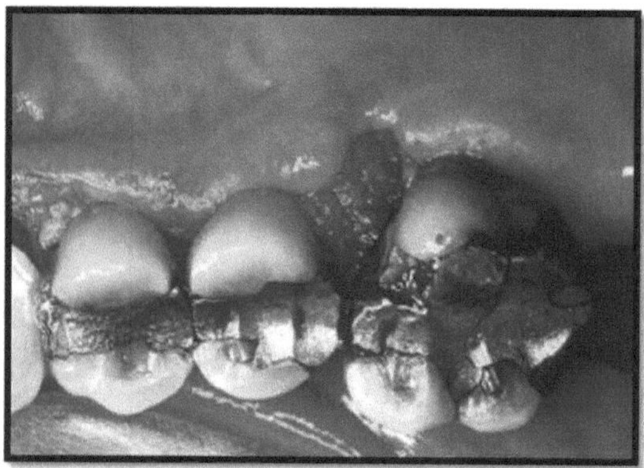

Figura 31 Carcinoma de células escamosas da gengiva.

Esta prática deve ser evitada, uma vez que resulta no colapso da placa óssea vestibular remanescente e também acelera a formação de uma deformidade no rebordo.[82]

Manutenção periodontal do paciente de cirurgia oral

Preparação da boca antes da anestesia geral inalatória:

O controlo da placa bacteriana e a instrumentação profissional ajudam a reduzir a contagem de bactérias orais. Uma vez que a boca é uma entrada para a câmara respiratória, existe sempre a possibilidade de serem inalados resíduos e fluidos da boca durante a administração de um anestésico ou quando o doente tosse.

Paciente com fixação intermaxilar: Devem ser feitas todas as tentativas para manter a boca do paciente o mais limpa possível para conforto e higienização e o mais livre de placa bacteriana possível para prevenção de doenças. Quando a articulação temporomandibular está lesionada, o doente que usa aparelhos de fixação tem dificuldade em aplicar uma escova de dentes nas superfícies linguais dos dentes. A extensão dos cuidados possíveis depende dos aparelhos, do estado dos lábios, da língua e de outros tecidos orais, e da cooperação do doente.

Deve-se encorajar o paciente a iniciar a escovação dos dentes o mais rápido possível após o procedimento cirúrgico, mas até que o paciente seja capaz, um plano de cuidados é delineado para um cuidador. O acesso limitado para os procedimentos pessoais de higiene oral e o efeito da dieta líquida necessária na maioria dos casos definem a necessidade de cuidados especiais de higiene dentária para o doente com fixação intermaxilar.[83] Após a remoção dos aparelhos, todos os pacientes apresentam um grau de trismo muscular que dificulta a escovagem dos dentes e a mastigação. Quando o doente consegue abrir a boca normalmente, são iniciados os procedimentos de controlo da placa bacteriana e pode ser efectuada uma destartarização e aplainamento completos.

Em indivíduos fissurados, especialmente naqueles com fissura de lábio, alvéolo e palato (FLAP), a manutenção da higiene oral é uma tarefa difícil para os pacientes devido à comunicação oro-nasal patente. O apinhamento dentário em pacientes com fissura é um achado comum, especialmente naqueles com FLAP e naqueles com fissura palatina (FP). No caso de malposições dentárias múltiplas, deficiência transversal, deficiência no comprimento do arco e mordida cruzada primária, o trauma periodontal aumenta e é prejudicial à saúde periodontal. De acordo com a literatura, foi encontrada uma situação periodontal crítica em pacientes com FLAP. Por isso, é muito importante manter o estado periodontal dos pacientes com fissura labial (FL), com fissura palatina e com fissura de lábio, alvéolo e palato.[6]

Conclusão

Durante os procedimentos cirúrgicos, devem ser tomadas precauções para evitar danos iatrogénicos na gengiva, especialmente durante a extração do segundo molar inferior, uma vez que se trata de uma complicação negligenciada associada à cirurgia de terceiros molares inferiores impactados. Devem ser tomados cuidados especiais com o periodonto durante a cirurgia de impactação, uma vez que os tecidos moles gengivais periféricos podem ser danificados durante a elevação do retalho ou destruídos durante a remoção do osso ou a secção do dente com instrumentos rotativos. A perda da faixa frequentemente fina de gengiva queratinizada do segundo molar predispõe o paciente à dor, retenção de placa, inflamação, gengivite, formação de bolsas, periodontite e perda óssea alveolar. O defeito ósseo induzido cirurgicamente associado à remoção da impacção exacerba os problemas acima mencionados.

Capítulo 8

INTER-RELAÇÕES PERIODONTAIS-PEDODÔNTICAS

Introdução

Os periodontistas têm um papel importante a desempenhar no reconhecimento e diagnóstico precoce das doenças gengivais e periodontais nas crianças. Isto assegurará a maior probabilidade de sucesso do tratamento, quer no contexto dos cuidados dentários primários, quer através do encaminhamento para um periodontista. A gestão periodontal tem de incorporar práticas de higiene oral eficazes na infância e na adolescência, que se devem prolongar até ao início da idade adulta e mais além.

Os objectivos das presentes orientações são os seguintes:

1) Delinear um método de rastreio das doenças periodontais em crianças e adolescentes durante o exame clínico dentário de rotina, a fim de detetar a presença de gengivite ou periodontite o mais cedo possível.

2) Fornecer orientações sobre quando é adequado tratar no consultório ou encaminhar para um periodontista, optimizando assim os resultados periodontais para crianças e jovens adolescentes.

Caraterísticas de um periodonto saudável

Em crianças com um estado gengival e periodontal saudável, a margem gengival é vários milímetros coronal à junção cemento-esmalte (CEJ). O sulco gengival pode ter 0,5-3 mm de profundidade num dente totalmente erupcionado. Em adolescentes com um periodonto saudável, a crista alveolar situa-se entre 0,4 - 1,9 mm apicalmente à JCE.[84]

Doenças gengivais

Lesões gengivais não induzidas por placa

As crianças também podem apresentar lesões gengivais não induzidas por placas, algumas das quais estão descritas na **Tabela 5.**

AETIOLOGY	SPECIFIC CAUSE	NAME OF CONDITION/LESION
INFECTIVE LESIONS	VIRAL	Herpangina
		Hand Foot & Mouth
		Herpes Simplex I (primary)
		Herpes Simplex I (secondary)
		Molluscum Contageosum
	FUNGAL	Candidosis
		Linear Gingival Erythema (Candidosis)
	DEEP MYCOSES	Aspergillosis
		Blastomycosis
		Coccidiomycosis
		Cryptococcosis
		Histoplasmosis
		Geotricosis
GENETIC CONDITIONS	FIBROMATOSIS	Hereditary Gingival Fibromatosis
	ANATOMICAL VARIATIONS	Delayed Gingival Retreat
		Coeliac Disease
SYSTEMIC DISEASES THAT MANIFEST WITHIN THE GINGIVAE	HAEMATOLOGICAL DISEASE	
	Benign conditions	Agranulocytosis
		Cyclical Neutropenia
		Familial Benign Neutropenia
		Myelodysplastic Syndromes
	Malignant conditions	Myeloid leukaemia
		B-cell Lymphoma
		Hodgkins Lymphoma
	GRANULOMATOUS INFLAMMATIONS	Crohn's Disease
		Sarcoidosis
		Melkersson-Rosenthal syndrome
		Wegener's Granulomatosis
		T.B.
		Disseminated Pyogenic Granulomata
	IMMUNOLOGICAL CONDITIONS	
		Hypersensitivity Reactions
		Lichen Planus
		C1-esterase Inhibitor Deficiency/ Dysfunction (angioedema)
TRAUMA	THERMAL	Burns
	CHEMICAL	Ulceration
	PHYSICAL	Gingivitis artefacta
DRUG-INDUCED	IMMUNE COMPLEX REACTIONS	
		Erythema multiforme
		Lichenoid drug Reactions
	CYTOTOXIC DRUGS	Methotrexate
		Hydroxychloroquine
	PIGMENTING DRUGS	Doxycycline
		Oral Contraceptive
		Antimalarials
	ANTI-RETROVIRAL DRUGS	Anti-HIV Drugs (VII nerve neuropathy)

Tabela 5 Condições e lesões gengivais não induzidas por placa em pacientes jovens .[85]

Gengivite induzida por placa bacteriana

À medida que se permite a acumulação de placa supragengival, desenvolve-se um infiltrado de células inflamatórias no tecido conjuntivo gengival e a fixação do epitélio juncional é perturbada, permitindo a migração apical da placa e um aumento da profundidade do sulco gengival, formando uma bolsa gengival falsa. Com uma inflamação grave, pode ocorrer inchaço gengival, criando uma bolsa gengival falsa ainda mais profunda. Nesta fase, a extensão mais apical do epitélio juncional ainda se encontra na junção cemento-esmalte, sem perda de inserção periodontal. Este processo é completamente reversível com a remoção efectiva da placa bacteriana. Embora a placa bacteriana seja o agente etiológico essencial da doença periodontal, vários factores locais e sistémicos (factores de risco) podem modificar a resposta do indivíduo à acumulação de placa bacteriana e influenciar o desenvolvimento e a progressão da gengivite para a periodontite.

A gengivite induzida por placa bacteriana pode ocorrer em qualquer idade, desde a primeira infância até à adolescência e mais tarde. Estudos epidemiológicos relatam uma baixa prevalência de gengivite durante a idade pré-escolar, seguida de um aumento gradual da prevalência, atingindo um pico por volta da puberdade, talvez devido a alterações na composição bacteriana da placa dentária, à resposta celular inflamatória e a alterações hormonais.[86]

Periodontite

As principais caraterísticas da periodontite são:

- Perda de ligação dos tecidos conjuntivos periodontais ao cemento.

- Migração apical do epitélio juncional (JE) para além da junção cemento-esmalte e transformação do JE em epitélio de bolsa (frequentemente fino e ulcerado).

- Perda óssea alveolar.

Existem diferentes formas de periodontite que podem afetar crianças e adolescentes:

- Periodontite crónica

- Periodontite agressiva

- Periodontite ulcerosa necrosante

- Periodontite associada a doenças sistémicas

Periodontite crónica

Uma proporção substancial de adolescentes começa a manifestar uma perda de inserção de 1 mm ou mais, consistente com as fases iniciais da periodontite crónica.[87] Os agentes patogénicos periodontais típicos dos encontrados na placa subgengival de adultos com periodontite crónica também foram encontrados na microflora subgengival de adolescentes com periodontite crónica incipiente, nomeadamente *Porphyromonas gingivalis*, *Prevotella intermedia* e *Aggregatibacter actinomycetemcomitans*.[88] A presença de *Tannerella forsythia* foi associada à subsequente perda de ligação clínica num estudo longitudinal de 3 anos em adolescentes).[89]

Periodontite agressiva

Uma pequena percentagem de adolescentes pode sofrer de periodontite agressiva. O relatório de consenso do Workshop Internacional de 1999 apresentou caraterísticas comuns e secundárias da periodontite agressiva.[90]

As caraterísticas comuns geralmente presentes são:

- Os pacientes são saudáveis, exceto no que diz respeito à periodontite

- Verifica-se uma rápida perda de aderência e destruição óssea

- Agregação familiar

Elementos secundários geralmente presentes:

- As quantidades de depósitos microbianos são inconsistentes com a gravidade da destruição

- Proporções elevadas de *A. actinomycetemcomitans* e, em algumas populações, de *P. gingivalis*

- Anomalias dos fagócitos (defeitos na defesa do hospedeiro)

- Fenótipo de macrófago hiper-responsivo, incluindo níveis elevados de PGE2 e IL-1β

- A progressão da perda de aderência e da perda óssea pode ser autónoma

Foram reconhecidas uma forma localizada e uma forma generalizada, cada uma com caraterísticas específicas:

- Início por volta da puberdade.

- Resposta robusta de anticorpos séricos ao agente infecioso (*A. actinomycetemcomitans*).

- Apresentação localizada do primeiro molar/incisivo com perda de inserção clínica interproximal em pelo menos dois dentes permanentes, um dos quais é um primeiro molar, e envolvendo não mais do que dois dentes para além dos primeiros molares/incisivos.

As caraterísticas específicas da forma generalizada são:

- Geralmente afecta pessoas com menos de 30 anos de idade, mas podem ser mais velhas. Ocasionalmente ocorre em adolescentes

- Fraca resposta dos anticorpos séricos aos agentes infecciosos

- Carácter episódico pronunciado da destruição da inserção e do osso alveolar

- Perda generalizada da inserção interproximal que afecta pelo menos 3 dentes permanentes, com exceção dos primeiros molares e incisivos

As formas agressivas de periodontite devem ser encaminhadas para um especialista em periodontologia ou odontopediatria (**Tabela 6; Tabela 7**).

Dentição primária

Evidências de dados epidemiológicos retrospectivos mostraram perda óssea radiográfica em torno da dentição primária em algumas crianças, reforçando a noção de que a periodontite pode desenvolver-se numa idade precoce.[91]

Dentição mista

É importante que o profissional esteja ciente da existência de bolsas falsas no caso de dentes parcialmente erupcionados na dentição mista.

Dentição permanente

A gengivite da puberdade é o aumento da resposta inflamatória gengival à placa dentária, mediada pelas alterações hormonais associadas à puberdade. A transição da gengivite para as fases iniciais da periodontite pode ocorrer no início da adolescência. Caracteriza-se por uma perda de 1-2 mm de ligação clínica interproximal, periodontal

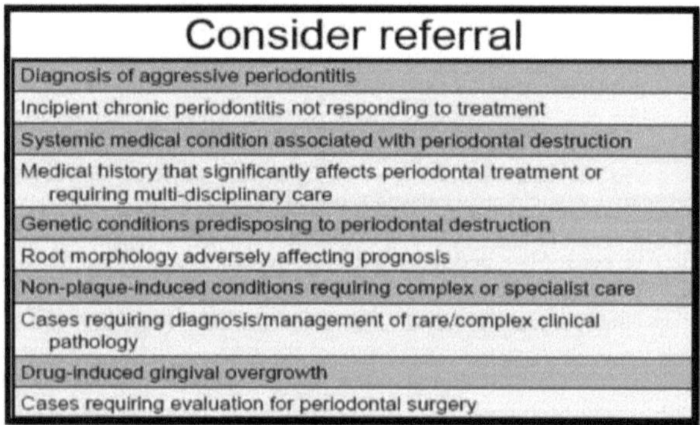

Consider referral

Diagnosis of aggressive periodontitis
Incipient chronic periodontitis not responding to treatment
Systemic medical condition associated with periodontal destruction
Medical history that significantly affects periodontal treatment or requiring multi-disciplinary care
Genetic conditions predisposing to periodontal destruction
Root morphology adversely affecting prognosis
Non-plaque-induced conditions requiring complex or specialist care
Cases requiring diagnosis/management of rare/complex clinical pathology
Drug-induced gingival overgrowth
Cases requiring evaluation for periodontal surgery

Table 6   Consulta a um periodontista.

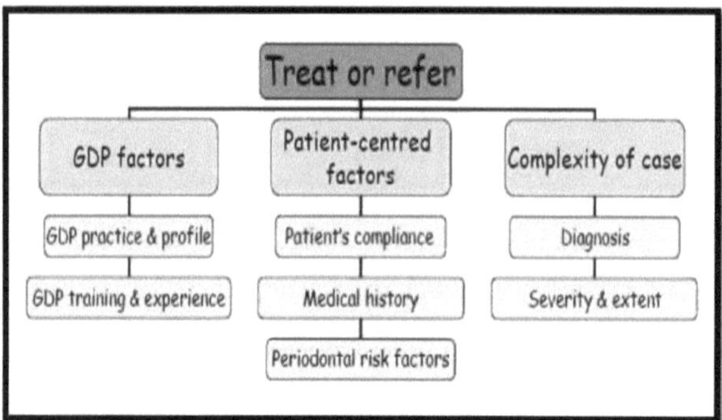

Table 7   A decisão de tratar ou encaminhar um jovem doente para um periodontista.

bolsas com 4-5 mm de profundidade e perda óssea alveolar na crista de cerca de 0,5 mm, normalmente horizontal. Os factores locais e sistémicos podem influenciar a taxa, a gravidade e a extensão da progressão.

Hábitos

Respiração bucal, impulsão da língua e sucção do polegar

A respiração bucal pode desidratar o tecido gengival e aumentar a suscetibilidade à inflamação. Nestes doentes, podem ser observados níveis elevados de placa bacteriana e, em alguns casos, pode ocorrer um aumento da gengiva. Deve ser recomendado um excelente controlo da placa bacteriana e uma limpeza profissional. O impulso da língua está frequentemente associado a uma mordida aberta anterior. Durante a deglutição, a língua é empurrada para a frente contra os dentes em vez de ser colocada contra o palato. O impulso da língua e a sucção do polegar exercem uma pressão lateral excessiva sobre os dentes anteriores, o que pode resultar em espalhamento e inclinação dos dentes anteriores **(Figura 32)**. O impulso da língua é um fator importante que contribui para a migração dos dentes e o desenvolvimento de uma mordida aberta anterior. O alinhamento irregular dos dentes nestes casos torna o controlo da placa bacteriana mais difícil e a gengivite marginal e papilar é frequentemente encontrada no sextante anterior do maxilar em casos que envolvem uma mordida aberta anterior com respiração bucal.

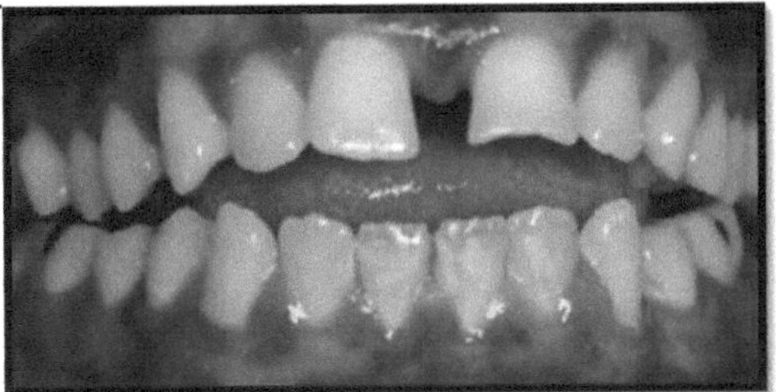

Figura 32 Mordida aberta anterior com incisivos alargados, observada em associação com o hábito de empurrar a língua.

Prevenção e tratamento

A escovagem dos dentes, o fio dentário, o elixir bucal e as mensagens de saúde oral para a população infantil devem incorporar informações relevantes sobre a utilização destes adjuvantes de higiene oral comummente utilizados. No entanto, reconhece-se que a obtenção e a manutenção de uma higiene oral óptima requerem um reforço por parte dos dentistas ou dos profissionais 92

complementares à medicina dentária.

Registo e diagnóstico

O registo e o diagnóstico fazem parte integrante da história e do exame completos **(Fluxograma 2).**

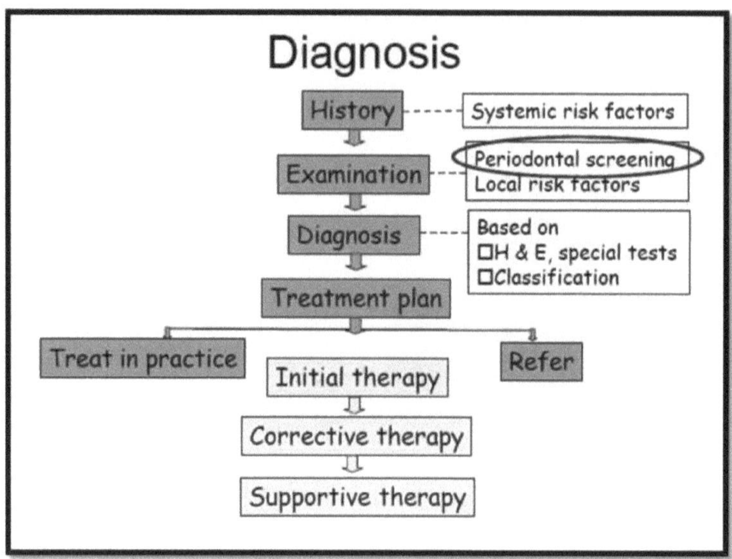

Fluxograma 2 Registo e diagnóstico.

Exame clínico periodontal

Tal como nos adultos, o exame dentário de rotina das crianças e adolescentes deve incluir um exame extra-oral e uma avaliação intra-oral que deve incluir o exame dos tecidos moles e duros, para além de uma descrição geral da condição periodontal. Deve ser registada a cor anormal da gengiva, o contorno, o inchaço, a presença e a localização de inflamação, recessão ou supuração. Deve ser feita uma avaliação qualitativa do estado de higiene oral e registada a presença de depósitos de cálculo supragengival. Devem ser identificados os factores de risco periodontal locais, por exemplo, factores de retenção de placa, localização de anexos frontais elevados, má oclusão, presença de respiração bucal e selamento labial incompetente. A respiração bucal, o aumento da separação dos lábios e a diminuição da cobertura do lábio superior têm sido associados a níveis mais elevados de placa bacteriana e inflamação gengival. A influência da respiração bucal tende a restringir-se aos locais palatinos, enquanto a diminuição da cobertura labial influencia a inflamação gengival tanto nos locais palatinos como labiais.[93] A avaliação das necessidades de tratamento periodontal deve ser iniciada aos 7 anos de idade, uma vez que é raro registarem-se problemas abaixo desta idade e os dentes indicadores ainda não estão frequentemente irrompidos. A identificação de doença periodontal na dentição decídua é invulgar e as crianças pequenas com esfoliação prematura inexplicável ou mobilidade grosseira dos dentes decíduos ou gengiva vermelha e edematosa e/ou supuração para a qual não se vislumbra outra causa dentária, devem ser encaminhadas para o periodontista.

Aos 7-11 anos de idade, na fase de dentição mista, os dentes indicadores devem ser examinados apenas para detetar sangramento da gengiva, cálculo e/ou saliências de obturações, ou seja, apenas os códigos 1 e 2 do exame periodontal básico, para evitar o problema de bolsas falsas. Neste grupo etário, tanto o primeiro molar permanente em erupção como, mais tarde, o segundo molar primário em esfoliação podem dar a aparência de bolsas periodontais.

Medidas de higiene oral

Motivação

Foi demonstrado que o apoio profissional aos pacientes e aos pais sob a forma de programas preventivos/educativos melhora a motivação dos pacientes, conduzindo a melhores níveis de saúde oral.[94]

Uma revisão da literatura sugeriu que os programas de educação para a saúde oral podem reduzir a placa bacteriana e a hemorragia gengival apenas a curto prazo[95] , no entanto, os dentistas têm um imperativo ético de aconselhar os doentes no que diz respeito à melhoria da saúde oral.

Escovagem dos dentes

A gengivite crónica induzida pela placa bacteriana em crianças e adolescentes pode ser gerida através da remoção mecânica da placa bacteriana e de uma boa higiene oral que, além disso, tem outros benefícios em termos de redução do risco de cárie. Estes recomendam que a escovagem dos dentes comece assim que o primeiro dente primário erupcione. As crianças com menos de 3 anos de idade devem usar pasta dentífrica que não contenha menos de 1000ppm de flúor, enquanto a pasta dentífrica familiar (1350-1500ppm de flúor) está indicada para o controlo máximo das cáries em pacientes com mais de 3 anos de idade, com supervisão parental adequada, uma vez que se estipula a utilização de pequenas quantidades. Não foi demonstrado que nenhuma técnica específica de escovagem dos dentes seja melhor do que qualquer outra, pelo contrário, o médico deve enfatizar a necessidade de limpar sistematicamente todas as superfícies dentárias. A técnica atual de escovagem dos dentes do doente pode ter de ser modificada para atingir este objetivo. Reconhece-se que a revelação das pastilhas pode ajudar a indicar as áreas que estão a ser negligenciadas. Recomenda-se que a escovagem dos dentes seja efectuada duas vezes por dia com pasta dentífrica fluoretada.

Tipo de escova de dentes

Nos adultos, foi demonstrado que a escovagem manual sistemática, duas vezes por dia, é mais eficaz com uma escova de dentes de cabeça pequena, com filamentos macios e redondos numa disposição compacta e angular de filamentos longos e curtos e com um cabo confortável.[96] Deve ser recomendada uma escova de dentes de tamanho adequado para crianças e adolescentes. O periodontista pode assim recomendar uma escovagem eficaz com uma escova de dentes manual ou eléctrica, duas vezes por dia, utilizando pasta dentífrica fluoretada. A escolha da escova de dentes pode ser influenciada pela preferência do doente.

Aparelhos ortodônticos fixos

É essencial avaliar a condição periodontal do jovem antes de iniciar o tratamento ortodôntico. A elevada acumulação de placa bacteriana tem sido descrita em pacientes submetidos a terapia com ortodontia fixa. É bem reconhecido que a placa bacteriana associada a aparelhos fixos pode resultar em problemas clínicos, como a desmineralização do esmalte adjacente e a inflamação gengival. De facto, foi proposto que o nível de inserção clínica (soma da recessão gengival e da profundidade da bolsa de sondagem) é um bom parâmetro para a avaliação objetiva e a longo prazo do estado de saúde oral, uma vez que demonstrou ter uma estreita correlação com o estado da lesão da mancha branca.[97] Recomenda-se que os pacientes aceites para tratamento ortodôntico demonstrem um nível adequado de higiene oral, particularmente no caso dos pacientes que necessitam de terapia com aparelhos fixos. O apoio profissional e a educação dos pacientes nas práticas de higiene oral são fundamentais. Recomenda-se a escovagem dos dentes com a técnica de Bass e a utilização complementar de escovas de aproximação. O especialista em ortodontia é responsável por monitorar a saúde dos dentes e das estruturas periodontais durante o tratamento e pode usar as visitas de tratamento para enfatizar novamente a importância de boas práticas de higiene oral durante toda a duração da terapia com aparelhos fixos.

Uso do fio dental

Embora as provas relacionadas com a eficácia do uso do fio dental nas crianças para melhorar a saúde gengival e periodontal sejam escassas, uma revisão exaustiva da literatura demonstrou que o uso regular do fio dental nos dentes das crianças por um adulto treinado pode reduzir drasticamente as cáries interproximais nas crianças com elevado risco de cárie.[98]

Relativamente à escovagem dos dentes com pasta dentífrica fluoretada, não há dúvida de que os benefícios do uso do fio dentário interdentário incluem uma redução da experiência de cárie das crianças e adolescentes. Pode ser benéfico recomendar o uso supervisionado do fio dental nos dentes das crianças com alto risco de cárie.

Enxaguatórios bucais

Foi demonstrado que os elixires bucais melhoram o estado de higiene oral e a saúde gengival[99] , no entanto, a sua utilização não é recomendada em crianças pequenas que não conseguem cuspir eficazmente. Além disso, os produtos que contêm etanol não podem ser recomendados para utilização em crianças a longo prazo devido a preocupações de segurança a longo prazo, por exemplo, carcinogénese. A implementação de uma boa escovagem dos dentes, apoiada por profilaxia e destartarização profissionais, é a base para a manutenção de uma boa saúde gengival e periodontal.

Crescimento gengival excessivo

O sobrecrescimento gengival pode estar relacionado com doenças sistémicas e metabólicas, factores genéticos, factores locais e efeitos secundários produzidos por alguns medicamentos (ciclosporina, fenitoína e bloqueadores dos canais de cálcio).

Observa-se uma maior incidência de sobrecrescimento gengival na puberdade e a gravidade é mais intensa nas crianças do que nos adultos com quantidades semelhantes de placa dentária.[100]

O tratamento do crescimento gengival excessivo deve começar com cuidados domiciliários rigorosos e consultas frequentes para destartarização e remoção profissional da placa bacteriana. Embora isto conduza frequentemente a uma melhoria, pode ser necessária cirurgia para corrigir o contorno gengival, especialmente no que diz respeito ao crescimento gengival induzido por fármacos; o tratamento requer o encaminhamento para especialistas periodontais.

Problemas mucogengivais

Durante os primeiros anos após a erupção do dente permanente, ocorre um aumento na largura da gengiva aderida.[101] Os resultados da literatura sugerem que a cirurgia mucogengival não é necessária antes de o doente atingir a idade adulta.[102] Deve ser considerado o encaminhamento para um especialista em periodontologia.

Uma proposta de sistema de cuidados periodontais no contexto dos cuidados dentários primários

Todos os novos pacientes com menos de 18 anos de idade e os que estão a fazer tratamento ortodôntico na dentição mista ou permanente com erupção completa dos dentes indicadores (todos os quatro primeiros molares permanentes mais o incisivo central permanente superior direito, o incisivo central permanente inferior esquerdo) devem ter o exame periodontal básico simplificado registado, sempre que tal seja considerado apropriado, tendo em conta a cooperação do paciente e o nível de ansiedade. O guia seguinte destina-se a ajudar na gestão do doente **(Quadro 8).**

Gestão de dentes indexados de acordo com o Código BPE simplificado

Código 0: Não é necessário tratamento.

Se BPE = 0, efetuar um novo rastreio na consulta de rotina ou no prazo de 1 ano, consoante o que ocorrer primeiro Código 1: Instruções de higiene oral e profilaxia

Código 2: Raspagem supra e subgengival em locais selecionados, para além de instrução de higiene oral e profilaxia. Remoção dos factores de retenção da placa bacteriana.

Se o BPE = 1 ou 2, tratar e rastrear novamente na revisão de rotina ou após 6 meses, consoante o que ocorrer primeiro

Código 3, 4, * Após uma avaliação periodontal completa, podem ser necessárias radiografias suplementares para auxiliar o diagnóstico, embora a existência de bolsas falsas no caso de dentes em erupção na dentição mista e na dentição permanente precoce deva ser considerada, uma vez que a margem gengival pode estar situada coronal à junção cemento-esmalte em alguns milímetros em indivíduos jovens. Outros sinais clínicos de patologia, por exemplo, hemorragia, supuração, mobilidade dentária, serão pertinentes para um diagnóstico exato. Após a contabilização das bolsas falsas, os pacientes jovens com Códigos 3 devem ser tratados como no código 2, exceto que pode ser indicado um tratamento mais intensivo (incluindo o desbridamento da superfície radicular) seguido de uma revisão após 3 meses. Os códigos 4 e * são invulgares em doentes jovens e deve ser considerada uma avaliação periodontal completa com encaminhamento para um periodontologista especializado ou um dentista pediátrico.

Resumo

A deteção precoce de doenças periodontais na população infantil e adolescente é de importância primordial para um diagnóstico preciso da patologia dentária, periodontal ou de uma possível patologia médica subjacente e para um resultado ótimo do tratamento ministrado. A utilização de rotina do EEB simplificado nos dentes indicadores (primeiros molares permanentes, UR1 e LL1) em todas as crianças e adolescentes cooperantes com menos de 18 anos de idade deve constituir a base de um exame de rastreio periodontal adequado para utilização nos cuidados dentários primários, aquando da primeira consulta, da chamada ou antes da terapia ortodôntica. No caso da dentição permanente mista e jovem, as bolsas falsas numa dentição em erupção dinâmica podem dificultar o diagnóstico exato dos problemas periodontais. Este facto deve ser minimizado através da utilização dos seis dentes indicadores. No entanto, deve reconhecer-se que os Códigos BPE 4 e * são invulgares em crianças e adolescentes com menos de 18 anos de idade, e estes códigos, particularmente na presença de hemorragia, supuração e/ou mobilidade dentária, devem levar a que se considere a possibilidade de encaminhar o paciente para um periodontista.

A identificação de doença periodontal na dentição decídua é invulgar e as crianças pequenas com esfoliação prematura inexplicável, mobilidade grosseira dos dentes decíduos ou gengiva vermelha e edematosa e supuração, para as quais não se vislumbra outra causa dentária, devem ser encaminhadas para aconselhamento periodontal.

Capítulo 9

Conclusão

O trabalho em equipa interdisciplinar combina os pontos fortes de duas ou mais disciplinas com o objetivo de identificar problemas, revelar associações, encontrar soluções para os problemas e aplicar essas colaborações produz frequentemente resultados novos, inesperados e possivelmente pioneiros. Os aspetos notáveis das equipas interdisciplinares incluem os conhecimentos e conclusões emergentes, que vão para além do conhecimento do especialista da sua própria especialidade. A interdisciplinaridade não é um meio de impedir a separação das disciplinas individuais, mas sim de colmatar as lacunas inevitáveis que surgem entre as disciplinas. É necessária uma perspetiva interdisciplinar abrangente tanto para o diagnóstico como para o planeamento do tratamento .[1]

Um tratamento abrangente e interdisciplinar da boca envolve a avaliação das caraterísticas faciais e da atividade muscular, bem como da relação existente entre a dentição visível e os tecidos moles, para melhorar a estética e a função do paciente. A periodontia emergiu como uma das principais especialidades da medicina dentária a nível mundial, em termos da magnitude dos avanços que se verificam tanto a nível clínico como de investigação. Sem um periodonto saudável, nenhum tratamento dentário será bem sucedido a longo prazo.

Uma lesão perio-endo pode ter uma patogénese variada, que vai desde a mais simples à mais complexa. Ter conhecimentos suficientes sobre estes processos patológicos é essencial para chegar a um diagnóstico correto. É importante reconhecer a vitalidade pulpar para um diagnóstico diferencial e para a seleção de medidas primárias para o tratamento de lesões inflamatórias no periodonto marginal e apical.[24] Algumas lesões periodontais de origem endodôntica podem cicatrizar apenas com o tratamento do canal radicular. O tratamento endodôntico pode ser concluído antes do tratamento periodontal, quando não há comunicação entre os processos da doença. No entanto, quando existe comunicação entre as lesões das duas doenças, os canais radiculares devem ser medicados até que o tratamento periodontal esteja concluído e o prognóstico global do dente tenha sido reavaliado como sendo favorável.

O objetivo do tratamento ortodôntico é proporcionar uma oclusão funcional e estética com movimentos dentários adequados. Uma boa saúde periodontal é essencial para estes movimentos que estão fortemente relacionados com as interações dos dentes com as suas estruturas de suporte.[46] É necessária uma abordagem interdisciplinar que envolva um periodontista e um ortodontista, para que os movimentos ortodônticos possam ser realizados em periodontos saudáveis e doentes sob forças fisiológicas, uma vez que a inflamação periodontal é controlada e é mantida uma higiene oral meticulosa durante a terapia ativa.

A saúde dos tecidos periodontais depende de uma prótese corretamente concebida. Existe uma associação estreita entre a restauração iatrogénica e a periodontite destrutiva, como as violações da largura biológica, as margens e os contornos da restauração, os contactos oclusais e o material utilizado, uma vez que têm impactos biológicos críticos nos tecidos gengivais e periodontais de suporte.[71] Assim, a inter-relação entre a periodontia e a prótese é íntima e inseparável.

Na cirurgia periodontal-oral, existe uma inter-relação durante os procedimentos cirúrgicos, uma vez que há hipóteses de lesão das estruturas de suporte dos dentes e do osso alveolar, levando à acumulação de placa bacteriana, gengivite e perda de osso alveolar.[80] Assim, devem ser tomadas precauções para evitar lesões no periodonto e a propagação de infecções durante os procedimentos cirúrgicos orais.

Na inter-relação periodontal-pedodôntica, o periodontista desempenha um papel importante no reconhecimento e diagnóstico precoce das doenças periodontais nas crianças e na incorporação de práticas de higiene oral eficazes na infância e na adolescência para otimizar os resultados periodontais. O principal objetivo da medicina dentária clínica é a preservação e manutenção da dentição natural saudável para um periodonto saudável.

O tratamento interdisciplinar combina princípios estéticos e biológicos, bem como técnicas protéticas e cirúrgicas essenciais para o sucesso do tratamento global de um paciente. O tratamento interdisciplinar dos pacientes é a melhor forma de chegar a um diagnóstico e a um plano de tratamento adequados. Isto permitirá obter resultados favoráveis e satisfatórios tanto para o doente como para o médico. Todas as especialidades dentárias devem incorporar os aspectos práticos do tratamento periodontal no seu planeamento de tratamento para o sucesso a longo prazo dos tratamentos dentários.

Capítulo 10

Bibliografia

1. Slavicek G, Makarevich A, Makarevich I, Bulatova K. Conceitos, objectivos e desvantagens da medicina dentária interdisciplinar: Resultados de um questionário internacional. J Interdiscip Dentistry 2013;3:91-102.

2. Muddugangadhar BC, Siddi T, Dikshit S. Inter-relação próstata-perio-restauradora: Uma junção importante. J Adv Dental Research 2011;3:7-11.

3. Parolia A, Gait TC, Porto IC, Mala K. Lesões endo-perio: Um dilema desde 19th até 21st século. J Interdiscip Dentistry 2013;3:2-11.

4. Anand V, Govila V, Gulati M. Lesões endo-perio: Parte II (O Tratamento) - Uma Revisão. Arch Dent Science 2012;3:10-6.

5. Vinod K, Reddy YG, Reddy VP, Nandan H, Sharma M. Abordagem interdisciplinar ortodôntica-periodôntica. J Indian Soc Periodontol 2012;16:11- 5.

6. Boloor V. Thomas V. Comparação do estado periodontal entre pacientes com fenda labial, fenda palatina e fenda labial juntamente com uma fenda no palato e no alvéolo. J Indian Soc Periodontol 2010;14:168-72.

7. Kotter R, Balsiger PW. Interdisciplinaridade e transdisciplinaridade: Um desafio constante para as ciências. Issues Integrative Studies1999;17:87-120.

8. Repko AF. Integrating Interdisciplinarity: How the Theories of Common Ground and Cognative Interdisciplinarity Are Informing the Debate on Interdisciplinary Integration. Issues Integrative Studies 2007;25:1-31.

9. Gopal S, Kumar KP, Shetty KP, Jindal V, Saritha M. Inter-relação das lesões endodônticas-periodontais - Uma visão geral. Indian J Dent Science 2011;3:55-9.

10. Shenoy N, Shneoy A. Lesões endo-perio: Diagnóstico e considerações clínicas. Indian J Dent Res 2010;21 :579-85.

11. Singla S. Influência da terapia ortodôntica na saúde periodontal: A review. Indian J Dent Science 2013;5:127-31.

12. Buckley LA.The Relationships between Malocclusion, Gingival Inflammation, Plaque and Calculus. J Periodontol 1981;52:35-40.

13. Kourkouta S, Hemmings KW, Laurell L. Restauração de dentições periodontalmente comprometidas usando pontes de arcada cruzada. Princípios de gestão de pacientes perio- protéticos. Br Dent J 2007;203:189-95.

14. Gargiulo A, Wentz F, Orban B. Dimensões e relações da junção dentogengival em humanos. J Periodontal 1961;32:261-7.

15. Andreana S. Opções de restauração para o paciente periodontal. Dent Clin N Am 2010;54: 157-61.

16. Maynard JG Jr, Wilson RD. Dimensões fisiológicas do periodonto importantes para o dentista restaurador. J Periodontol 1979:50:170-4.

17. Timothy J, Hempton, Dominici JT. Terapia contemporânea de alongamento de coroas: Uma revisão. J Am Dent Assoc 2010;141 :647-55.

18. Vasconcelos FSQ, Neves ACC, SilvaConcilio LR, Cunha LG, Rode SM. Influência da referência anatômica no contorno vestibular de coroas protéticas. Braz Oral Res 2009;23:230-5.

19. Devaraj SD, Prabhakar J. Lesões Endo-Perio - Uma Breve Revisão. Jornal de Ciências Médicas e Investigação Clínica 2014;2:532-48.

20. Ahmed MH. Diferentes perspectivas na compreensão das intercomunicações pulpares e periodontais com uma nova classificação proposta para lesões endo-perio. ENDO 2012;6:87-104.

21. Meshack RA, Tavane P, Srinivasa TS, Guru R. Uma revisão sistemática da eficácia das intervenções combinadas Perio-Endo. J Adv Oral Research 2011;2:5-9.

22. Sunitha RV, Emmadi P, Namasivayam A, Thyegarajan R, Rajaraman V. O continuum periodontal - endodôntico: Uma revisão. J Conserv Dent 2008;11:54- 62.

23. Von Arx T, Cochran DL. Fundamentação para a aplicação do princípio GTR utilizando uma membrana de barreira em cirurgia endodôntica: Uma proposta de classificação e revisão da literatura. Int J Periodontics Restorative Dent 2001;21:127-39.

24. Rotstein I, Simon JH. A lesão endo-perio: Uma avaliação crítica da condição da doença. Endo Top 2006;13:34-56.

25. Singh P. Dilema Endo-Perio: Uma breve revisão. Dent Res J 2011;8:39-47.

26. Arora A, Goyal V, Sharma V, Gupta M, Mehta V. Fundamentos do tratamento de lesões endo-perio: A Review. Jornal Internacional de Clínicas Dentárias 2012;4:45-6.

27. Abrishami M, Iramloo B, Ansari G, Eslami G, Bagheban AA, Anaraki M. O efeito do gel CHLO-SITE à base de xantana administrado localmente com destartarização e planeamento radicular no tratamento da periodontite crónica: Microbial Findings. Dent Res J 2008;5:47-52.

28. Spear FM, Cooney JP. Inter-relações de restauração. Em Newman MG, Takei HH, Klokkeviod PR, et al, editores.Carranza's Clinical Periodontology. Décima primeira edição. Philidelphia: Saunders Elsevier;2012. Capítulo 66. p. 9891007.

29. Sood S, Gupta S. Interações periodontais-restauradoras: A Review. Jornal Indiano de Odontologia Multidisciplinar 2011 ;1 :208-15.

30. Padbury A, Eber R, Wang HL. Interações entre a gengiva e as margens das restaurações. J Clin Peridontol 2003;30:379-85.

31. Vacek J S, Gehr M E, Asad, D A, Richardson A C, Giambarresi L I. As dimensões da junção dentogengival humana. Int J Periodont and Restor Dent 1994;14:154-65.

32. Newcomb GM. A relação entre a localização das margens subgengivais da coroa e a inflamação gengival. J Periodontol 1974;45 :151-4.

33. Parma Benfenati S, Fugazzotto PA, Ferreira PM, Ruben MP, Kramer GM. O efeito das margens restauradoras no desenvolvimento pós-cirúrgico e na natureza do periodonto. Parte II. Considerações anatómicas. Int J Periodont and Restor Dent 1986;6:65-75.

34. Tal H, Soldinger M, Dreiangel A, Pitaru S. Resposta periodontal ao abuso a longo prazo da ligação gengival por restaurações de amálgama supracrestal. J Clin Periodontol 1989;16:654-9.

35. Gunay H, Seeger A, Tschernitschek H, Geurtsen W. (2000) Colocação da linha de preparação e saúde periodontal - um estudo clínico prospetivo de 2 anos. Int J Periodont and Restor Dent 2000;20:172-81.

36. Nevins M, Skurow HM. A margem de restauração intracrevicular, a largura biológica e a manutenção da margem gengival. Int J Periodont Restor Dent 1984;3:31-49.

37. Block PL. Margens de restauração e saúde periodontal. Um novo olhar sobre uma perspetiva antiga. J Prosthet Dent 1987;57:683-9.

38. Orkin DA, Reddy J, Bradshaw D. A relação da posição das margens da coroa com a saúde gengival. J Prosthet Dent,1987;57:421-42.

39. Waerhaug J. Restaurações temporárias: vantagens e desvantagens. Dent Clin N Am 1980;24:305-6.

40. Bragger U, Lauchenauer D, Lang NP. Alongamento cirúrgico da coroa clínica. J Clin Periodontol 1992;19:58-63.

41. Planciunas L, Puriene A, Mackeviciene G. Alongamento cirúrgico da coroa de um dente clínico. Stomatologija, Baltic Dental and Maxillofacial Journal 2006;8:88-95.

42. Vacaru R, Podariu AC, Jumanca D, Galuscan A, Timisoara RM, Roménia. Inter-relações periodontais-restauradoras. Saúde oral e gestão dentária nos países do Mar Negro 2003;3 :12-5.

43. Flores-de-Jacoby L, Zafiropoulas G G, Cianco S. O efeito da localização da margem da coroa na placa bacteriana e na saúde periodontal. Int J Periodont Restor Dent 1989;9:197-205.

44. Lowe RA. Utilização clínica do laser Er,Cr:YSGG para o lenteamento da coroa óssea: Redefinindo o padrão de cuidados. Pract Proced Aesthet Dent 2006;18;S2-S9.

45. Norland WP, Tarnow DP. Um sistema de classificação para a perda de altura papilar. J Periodontol 1998;69:1124-6.

46. Bhaskar N, Garg AK, Gupta V. A periodontia como adjuvante da ortodontia clínica: Uma atualização. Jornal Indiano de Medicina Dentária Multidisciplinar 2013;3:756-61.

47. Hirschfeld I. Um estudo do crânio no museu americano de história natural em relação à doença

periodontal. J Dent Res 1923;5:2-41.

48. Kingsley NW. New York: Appleton; 1880. Tratado das deformações orais como   ramo   da   cirurgia mecânica.   Disponível em   :

http ://www.bibliopolis. com/main/books/author/kingsley,%20Norman. html.

49. Mathews PD, Vincet GK. Gerenciando o tratamento do paciente ortodôntico com problemas periodontais. Semin Orthod 1997; 3:21-38.

50. Kumar V, Reddy YG, Reddy VP, Nandan H, Sharma M. Abordagem interdisciplinar ortodôntica-periodôntica. J Indian Soc Periodontol 2012;16:11-5.

51. Kokich VG. Papel adjuvante na terapia ortodôntica. Em Newman MG, Takei HH, Klokkeviod PR, et al, editores.Carranza's Clinical Periodontology. Décima primeira edição. Philidelphia: Saunders Elsevier;2012. Capítulo 50. p. 729-41.

52. Singla S. Influência da terapia ortodôntica na saúde periodontal: A review. Indian J Dent Science 2013;5:127-31.

53. Kesseler M. Inter-relações entre Ortodontia e Periodontia. Am J Orthod 1976;70:154-172.

54. Melsen B, Agerback N, Markenstam G. Intrusão de incisivos em pacientes adultos com perda óssea marginal. Am J Orthod Dentofac Orthop 1989;3 :232-41.

55. Diedrich P, Fritz U, Kinzinger G. Inter-relação entre Periodontia e Ortodontia de Adultos. Perio 2004;1 :143-9.

56. Grover V, Kapoor A,Malhotra R, Uppal RS.Avaliação da eficácia de um material de enxerto sintético bioativo no tratamento de defeitos periodontais intra-ósseos. J Indian Soc Periodontol 2013;17:491-503.

57. Gupta S, Vandana KL.Avaliação da hidroxiapatite (Periobone-G) como material de enxerto ósseo e da barreira de sulfato de cálcio (Capset) no tratamento de defeitos verticais interproximais. Um estudo clínico e radiológico. J Indian Soc Periodontol 2013;17:96-103.

58. Hegedus Z. A reconstrução do processo alveolar através de transplante ósseo. Dent Cosmos 1923:65:736-7.

59. Mellonig J, Bowars G, Bright R, Lawrence J: Avaliação clínica do aloenxerto ósseo liofilizado em defeitos ósseos periodontais. J Periodontol 1976;47: 125-9.

60. Libin BM, Ward HL: Enxertos ósseos descalcificados Iypophillized para utilização em defeitos periodontais humanos. J Periodontal. 1975;46:51-2.

61. Shori T, Kolte A, Kher V, Dharamthok S, Shrirao T. Uma avaliação comparativa da eficácia do aloenxerto de matriz dérmica acelular subpedicular com o enxerto de tecido conjuntivo subepitelial no tratamento da recessão isolada do tecido marginal: Um estudo clínico. J Indian Soc Periodontol 2013;17:78-81.

62. Belludi AS, Banthia R, Belludi A. Procedimentos cirúrgicos periodontais menores associados ao tratamento ortodôntico. Jornal Internacional de Avanço Dentário 2010;2:185-90.

63. Edwards J G;. Um procedimento cirúrgico para eliminar a recidiva rotacional; Am J Orthod ;1970; 57:35-46.

64. Hirschfeld I. A escova de dentes: o seu uso e abuso. J Am Dent Assoc 1939;26:1237-8.

65. Corn H. Técnica de reposicionamento do frénulo em problemas periodontais. J Clin North Am 1964;8:79-80.

66. Kirkland O. Tratamento cirúrgico da periodontoclasia. J Am Dent Assoc 1934;21:105-6.

67. Wilcko, M.T., Wilcko , W.M., Bissada, N.F. Uma análise baseada em evidências de técnicas ortodônticas periodontalmente aceleradas: Uma síntese da perspetiva científica. Seminários de Ortodontia 2008;14:305-16.

68. Goyal A, Kalra JPS, Bhartya P, Singla S, Bansal P. Ortodontia Osteogénica Acelerada Periodontalmente (PAOO) - uma revisão. J Clin Exp Dent 2012;4:e292-6.

69. Ong MA, Wang HL, Smith FN. Inter-relação entre periodontia e ortodontia de adultos, J Clin Periodontol 1998;25:271-7.

70. Kourkouta S, Hemmings KW, Laurell L. Restauração de dentições periodontalmente comprometidas usando pontes de arcada cruzada. Princípios de gestão de pacientes perio- protéticos. British Dental Journal 2007;203 :189-95.

71. Khuller N, Sharma N. Largura biológica: avaliação e correção da sua violação. Journal of Oral Health and Community Dentistry 2009;3 :20-5.

72. Pontoriero R, Carnevale G.Alongamento cirúrgico da coroa: um estudo clínico de 12 meses sobre a cicatrização de feridas. J Periodontol 2001;72:841-8.

73. Felippe LA, Monteiro Jûnior S, Vieira LC, Araujo E. Restabelecimento da largura biológica com erupção forçada. Quintessence Int. 2003;34:733-8.

74. Abrams L. Aumento da crista edêntula residual deformada para prótese fixa.Compend Contin Dent 1980;1:205-13.

75. <u>Caputo AA</u>. Implicações biológicas dos materiais dentários. <u>Dental Clinics of North America</u> 1980;24:331-341.

76. Becker CM, Kaldahl WB. Teorias actuais sobre o contorno da coroa, colocação de margens e desenho de pônticos. J Prosthet Dent. 1981;45:268-77.

77. Mathew CA, Mathew S, Kartik KS. Uma revisão das facetas de cerâmica laminada. Jornal da Academia Indiana de Especialistas em Medicina Dentária 2010;1:33-7.

78. Wilkins ME. Clinical practice of the Dental Hygienist (Prática clínica do higienista dentário). Sexta edição. Philidelphia, Lea & Febiger, 1989. Capítulo 24. p. 341-2.

79. Joshipura V. Será que nos preocupamos com os danos iatrogénicos? Uma chamada de atenção para os

periodontistas. Jornal Internacional de Medicina Dentária Contemporânea 2010;1:32-8.

80. Motamedi MHK. Uma técnica para gerir as complicações gengivais da cirurgia dos terceiros molares. Oral Surg Oral Med Oral Pathol Oral Radiol Endod 2000;90:140-3.

81. Richardson DT, Dodson TB. Risco de defeitos periodontais após cirurgia de terceiros molares: Um exercício de tomada de decisão clínica baseada em evidências. Oral Surg Oral Med Oral Pathol Oral Radiol Endod 2005 ;100:133-7 .

82. Seibert JS. Tratamento de Defeitos do Rebordo Alveolar Localizados Moderados: Conceitos Preventivos e Reconstrutivos na Terapia. Em, Cirurgia Periodontal Interdisciplinar. Dent Clin North Am 1993; 37:265-80.

83. Wilkins EM. O paciente de cirurgia oral e maxilofacial. In, Clinical practice of the Dental Hygienist (Prática clínica do higienista dentário). Lippincott Williams e Wilkins. 8ª Ed 1999;707- 20.

84. Hausmann E, Allen K, Clerehugh V. Que nível da crista alveolar numa radiografia bitewing representa perda óssea? J Periodontol 1991 ;62:570-2.

85. Clerehugh V, Tugnait A, Chapple ILC. Doenças periodontais não induzidas por placa: lesões gengivais. In: Tratamento periodontal de crianças,

adolescentes e jovens adultos. Eds Clerehugh V, Tugnait A, Chapple ILC Quintessence Publishing Co. Ltd., Londres, 2004, pp101-122.

86. Bimstein E, Matsson L. Considerações sobre crescimento e desenvolvimento no diagnóstico de gengivite e periodontite em crianças. Pediatr Dent 1999;21:186- 91.

87. Clerehugh V, Lennon MA, Worthington HV. Resultados de cinco anos de um estudo longitudinal de periodontis precoce em adolescentes de 14 a 19 anos. J Clin Periodontol 1990;17:702-8.

88. Clerehugh V, Seymour GJ, Bird PS, Cullinan M, Drucker DB, Worthington HV. A deteção de *Actinobacillus actinomycetemcomitans*, *Porphyromonas gingivalis* e *Prevotella intermedia* utilizando um ELISA numa população adolescente com periodontite precoce. J Clin Periodontol 1997;24:57-64.

89. Hamlet S, Ellwood R, Cullinan M, Worthington H, Palmer J, Bird P, Narayanan D, Davies R, Seymour G. Colonização persistente com *Tannerella forsythensis* e perda de ligação em adolescentes. J Dent Res 2004;83 :232-5

90. Lang M, Bartold PM, Cullinan M, Jeffcoat M, Mombelli A, Murakami S, Page R, Papapanou P, Tonetti M, Van Dyke T. Relatório de Consenso: Periodontite Agressiva. Ann Periodontol 1999;4:53.

91. Matsson L, Hjersing K, Sjodin B. Periodontal conditions in Vietnamese immigrant children in Sweden (Condições periodontais em crianças imigrantes vietnamitas na Suécia). Swed Dent J 1995;19:73-81.

92. Siam JD, Peterson JK, Matthews BL, Voglesong RH, Lyman BA. Effects of supervised daily plaque removal by children after 3 years. Comm Dent Oral Epidemiol 1980;8:171-6.

93. Wagaiyu EG, Ashley FP. Respiração bucal, selamento labial e cobertura do lábio superior e a sua relação com a inflamação gengival em crianças de 11-14 anos de idade. J Clin Periodontol 1991;18:698-702.

94. Hochstetter AS, Lombardo MJ, D'eramo L, Piovano S e Bordoni N. Effectiveness of a preventive programme on the oral health of pre-school children. Promot Educ 2007;14:155-8.

95. Watt RG, Marinho VC. Será que a promoção da saúde oral melhora a higiene oral e a saúde gengival? Periodontol 2000 2005;37:35-47.

96. van der Weijden GA, Hioe KP. Uma revisão sistemática da eficácia da remoção mecânica da placa bacteriana auto-realizada em adultos com gengivite utilizando uma escova de dentes manual. J Clin Periodontol 2005;32;214-28.

97. Lovrov S, Hertrich K, Hirschfelder U. Desmineralização do esmalte durante o tratamento ortodôntico fixo - Incidência e correlação com vários parâmetros de higiene oral. J Orofac Orthoped 2007;68:353-63.

98. Hujoel PP, Cunha-Cruz J, Banting DW, Loesche WJ. Uso do fio dental e cáries interproximais: uma revisão sistemática. J Dent Res 2006; 85:298-305.

99. Axelsson P, Lindhe J. Efficacy of mouthrinses in inhibiting dental plaque and gingivitis in man. J Clin Periodontol 1987;14:205-12.

100. Tiainen L, Asikainen S, Saxen L. Puberty-associated gingivitis. Community Dent Oral Epidemiol 1992;20:87-9.

101. Bimstein E, Eidelman E. Alterações morfológicas na gengiva e no sulco gengival aderidos e queratinizados no período da dentição mista. Um estudo longitudinal de 5 anos. J Clin Periodontol 1988;15:175-9.

102. Bosnak A, Jorgic-Srdjak K, Marcevic T, Plancak D. A largura da gengiva queratinizada clinicamente definida na dentição mista. J Dent Child 2002;69:266-70.

103. Clerehugh V. Doenças periodontais em crianças e adolescentes. Br Dent J 2008; 204: 469-471.

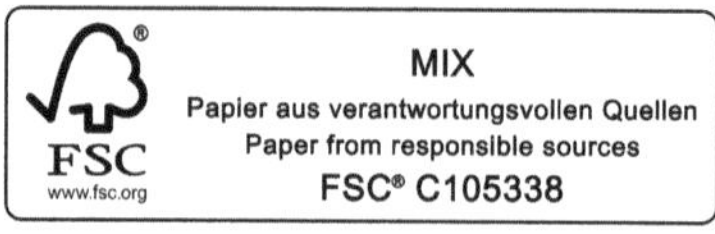

Printed by Books on Demand GmbH, Norderstedt / Germany